長生きしたけりゃ肺を鍛えなさい

みやざきRCクリニック院長
宮崎雅樹

X-Knowledge

本書は新型コロナウイルス感染症（COVID−19）に関して、執筆時点で得られた情報にもとづいています。今後の臨床報告や研究等により、最新情報がアップデート（上書き）されていく可能性があります。その前提の上でお読みください。

序　章

新型コロナウイルスとインフルエンザの真実を正しく知ろう

インフルエンザウイルスと肺炎

「肺炎」は、日本人の死亡原因の第5位（厚生労働省『2018年人口動態統計月報年計』より）で、死亡者数は9万4654人、全死亡者に占める割合は6・9％です。特に高齢者に多い死因の1つですが、肺炎には細菌性とウイルス性があります。

細菌性肺炎は、その名のとおり、細菌（病原性微生物）が感染して起こります。原因となる細菌はたくさんありますが、成人の細菌性肺炎で最も多いのは肺炎球菌です。日本感染症学会のウェブサイトによると、15歳以上の市中肺炎（病院外の人に発生する肺炎）の患者数は年間188万人で、その70％が入院し、年間7万4000人が病院で死亡していると推定されています。

これに対して、ウイルス性肺炎は、ウイルス単独で肺に感染して発症するものと、ウイルスと細菌が同時に感染して発症するものがあります。

ウイルス性肺炎は、さまざまなウイルスによって引き起こされますが、最も代表的なものが毎冬流行を繰り返しているインフルエンザウイルスです。

ちなみにインフルエンザウイルスに感染した後で、細菌性肺炎を起こすことがあるのですが、この場合は厳密にいうとウイルス性肺炎に含まれません。

インフルエンザウイルスには抗ウイルス薬がありますが、その他の多くのウイルスに対する治療薬は、まだ確立されていません。したがって、治療は解熱薬や鎮咳薬、去痰薬などによる対症療法が中心になり、重症化したときは酸素吸入を行ったり、人工呼吸を行わなければならないのです。

新型コロナウイルスとインフルエンザ

治療薬がなく、肺炎を引き起こす新たなウイルスとして私たちの前に現れたのが、新型コロナウイルスです。世界中で大流行し、国によってはパンデミック（感染爆発）におちいった国もあります。

日本でも2020年3月から、学校の一斉休校に始まり、働く人には時差出勤やテレワーク（在宅勤務）の推奨、ステイホーム（外出自粛）などによって、人々の生活は一変し、2020東京オリンピックも延期になりました。ピーク時に比べると落ち着いた状態になったと言われていますが、いまだいつ収束するのか予測できない状態が続いてます。

そもそもコロナウイルスというのは風邪の病原体として見つかったウイルスの１つです。その仲間から、２００２年にＳＡＲＳ（重症急性呼吸器症候群コロナウイルス）、２０１２年にはＭＡＲＳ（中東呼吸器症候群コロナウイルス）という重症化率の高いコロナウイルスが現れました。

現在猛威をふるっている新型コロナウイルスも、コロナウイルスの仲間です。そして、この新型コロナウイルスによって引き起こされるのが新型コロナウイルス感染症（ＣＯＶＩＤ－19）です。

新型コロナウイルスは、まだ完全には正体がつかめていません。ワクチンもまだ完成してはいませんし、確立された抗ウイルス薬もありません。

ただ抗ウイルス薬があるといっても、インフルエンザも決して侮れません。高齢者ではインフルエンザ肺炎によって死亡するケースも珍しくないからです。

読者の皆様がこの本を手に取られる頃は、例年であればインフルエンザの流行が始まる季節ですが、２つのウイルス感染に注意する必要があります。

こんな人がウイルス感染すると重症化！

ウイルス感染で肺炎を起こし、重症化する人にはどんな特徴があるのでしょうか。新型コロナウイルスの場合は、「高齢者や基礎疾患がある人」といわれていますが、医学的なエビデンス（証拠）としては、次のような報告があります。

日本感染症学会の『ＣＯＶＩＤ－19に対する薬物治療の考え方 第6版（２０２０年8月13日）』によると、「無症状者や低酸素血症を伴わない軽症者では薬物治療は推奨しない」とされています。一方、「60歳以上の患者では重篤な呼吸不全を起こすリスクが高く、死亡率も高いため、低酸素血症・酸素投与などの状況を考慮し抗ウイルス薬の投与を検討する」とされています。さらに「糖尿病・心血管疾患・慢性肺疾患・悪性腫瘍、喫煙による慢性閉塞性肺疾患、免疫抑制状態等のある患者」も、60歳以上の患者に準ずるとされています。ここで示されている病気がおもな基礎疾患です。

なお、気管支喘息や慢性閉塞性肺疾患（ＣＯＰＤ）などの慢性呼吸器疾患が私の専門ですが、これについて国立成育医療研究センター免疫アレルギー・感染研究部の松本健治郎部長と斎藤博久所長補佐が、次のようなことを述べています。

世界3カ国（中国、アメリカ、メキシコ）の新型コロナ感染症患者の発症や重症化に関する論文を解析したところ、「重症者には優位に慢性閉塞性肺疾患（COPD）や糖尿病の合併が多いのに対し、気管支喘息の合併は重症化とは関連していませんでした。これらのことは、気管支喘息患者が新型コロナウイルスに感染しにくい可能性を示唆しています」とコメントしています。

ただしこれは気管支喘息の患者は心配ないという意味ではありません。きちんと治療をして状態が安定しているということが前提になります。

若い人でも起こる免疫の暴走

新型コロナウイルス感染症が重症化する原因の1つに、サイトカインストームがあるといわれています。

「サイトカイン」とは、免疫反応の増強や制御などを行うたんぱく質のことです。また「ストーム」は嵐を意味します。いったいどんな状態をいうのでしょうか。

人に感染するコロナウイルスには7種類あり、そのうちの4種類は鼻や口、のどに感染する風邪のウイルスです。残りの3種類は、前出のSARS、MARS、そして新型コロナウイルスで、これらのコロナウイルスは、気管支や肺に感染して重篤な症状を起こすことがあります。

自然研究応用技研株式会社のウェブサイトによると、「SARS、MARS、新型コロナウイルスのウイルス感染では、肺での過剰反応が起こり、多臓器不全に至って死亡するケースが報告されています。このとき、免疫細胞がウイルスと戦うために作るサイトカインが、制御不能となって放出され続ける『サイトカインストーム』が起こり自分の細胞まで傷つけてしまう現象が起こって」いるというのです。

もちろん、サイトカインストームが起こるのは感染して発症した人のごく一部です。しかし、起こる人と起こらない人がいるのはなぜなのか、またどういう人に起こるのかについては、まだよくわかっていません。ただし、「サイトカインストームは高齢者や基礎疾患がある人で起こりやすいことが経験的にわかっています。このことは、免疫力が健全であることが、サイトカインストームを起こさないために重要であることを示唆しています」(前出のウェブサイト)。

「肺を鍛える」とはどういう意味か？

新型コロナウイルスもインフルエンザも、原因はウイルス感染です。逆にいえば、感染対策を行えば予防できるのです。

とはいえ、どんなに感染対策を講じても、ウイルスは目に見えないので感染を１００％防ぐことはできません。感染したときは、その人の持つ免疫力が重症化を防ぐ鍵になります。

特にＣＯＰＤなどの慢性呼吸器疾患があると、肺の免疫力は低下します。肺の病気のある人は、まず治療して肺の機能をこれ以上低下させないことが重要です。

これは肺の病気がない健康な人にもいえることです。肺という臓器そのものは鍛えることはできませんが、**運動や食事、生活習慣の改善などによって、肺の機能を高めることは可能です。本書で「肺を鍛える」と表現しているのは、このことを意味しています。**感染予防に努めるとともに肺を鍛えて、２つの肺炎を起こすウイルスから身を守ってください。

長生きしたけりゃ肺を鍛えなさい　目次

序章　新型コロナウイルスとインフルエンザの真実を正しく知ろう

肺が若返り、呼吸がラクになる　肺トレのやり方

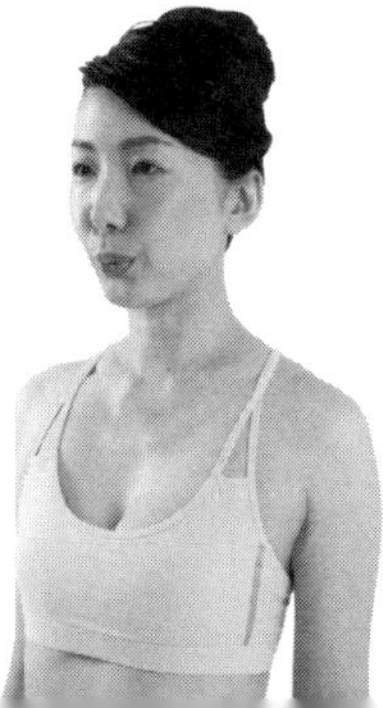

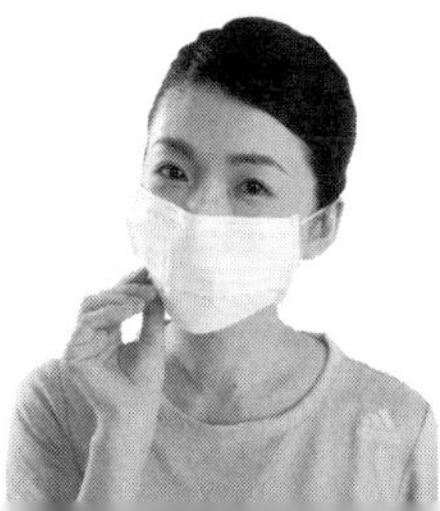

第1章 肺はどんな働きをしているのか？

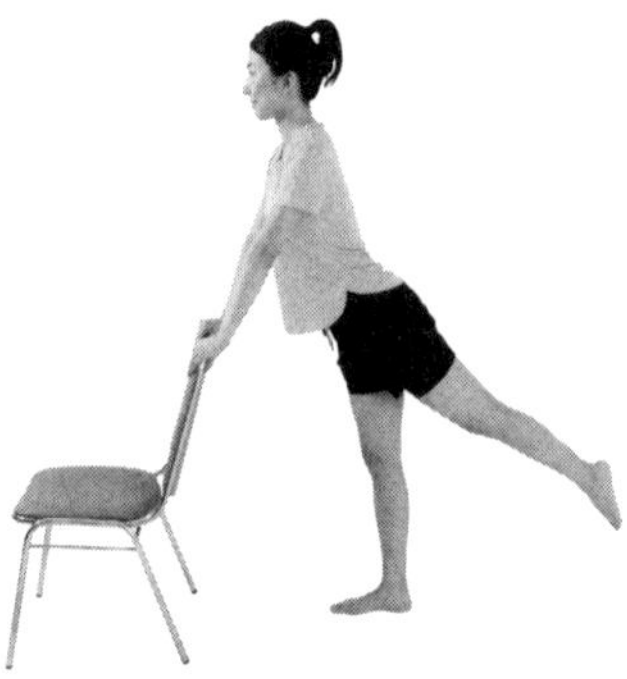

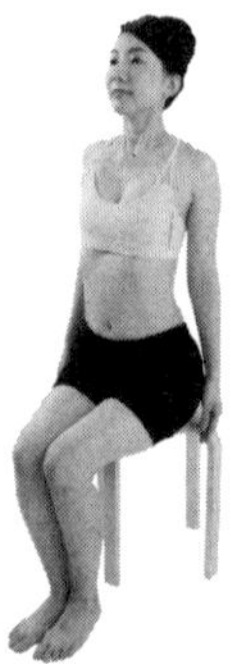

第2章 おもな肺の病気と治療・予防法

第3章 肺を老化させない生活習慣

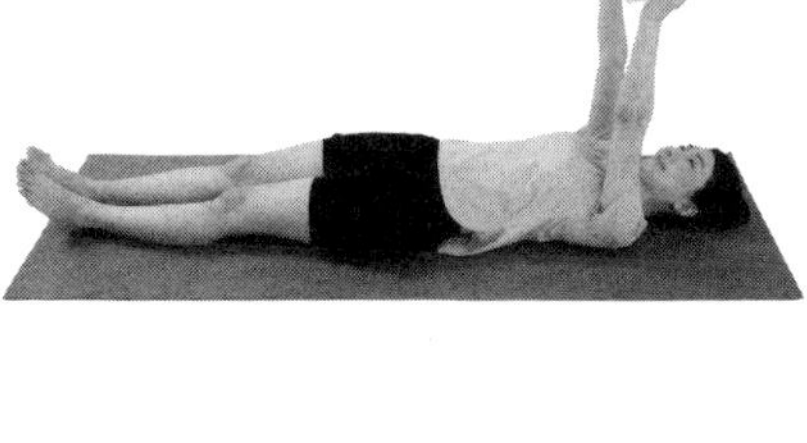

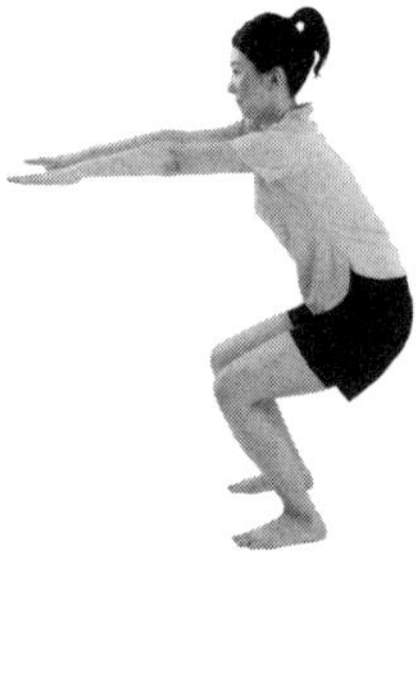

第4章 肺を老化させない食べ物

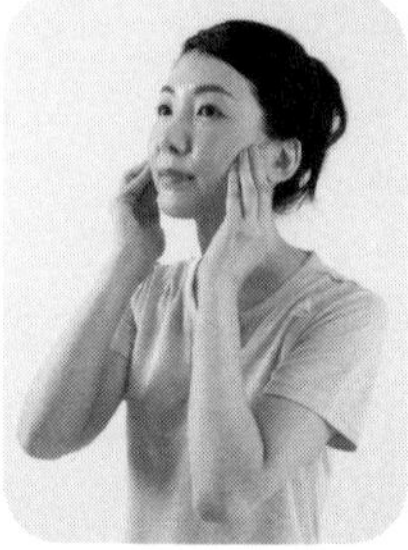

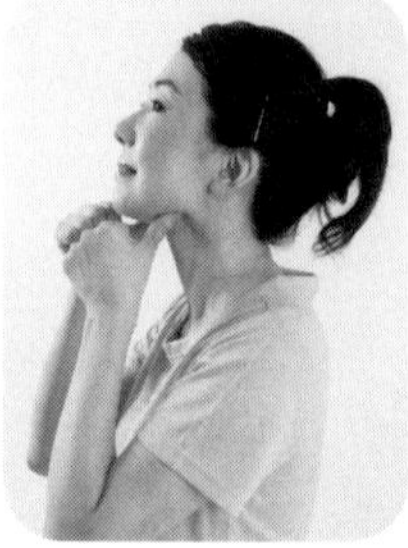

第5章 肺を若返らせる「肺トレ」

終章 新型コロナ&インフルエンザの感染を防ぐには？

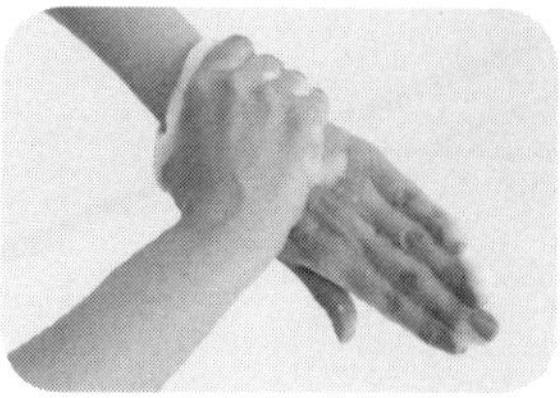

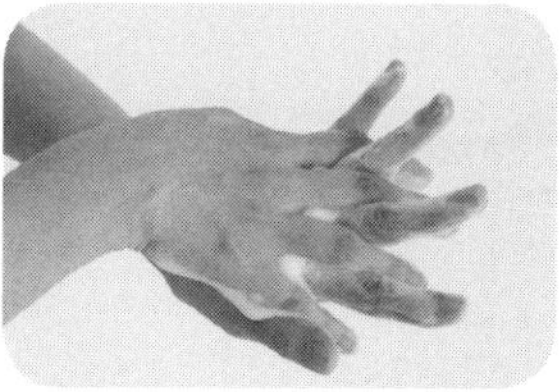

デザイン　田中俊輔(PAGES)
構成　福士斉
イラスト　ガリマツ
写真　近藤豊(帝国写真)
モデル　川島佐和子(splash)
ヘアメイク　大山直美
協力　田代貫久(キャステングドクター)
印刷　シナノ書籍印刷

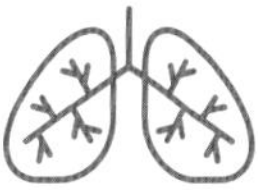

肺が若返り、呼吸がラクになる

肺トレのやり方

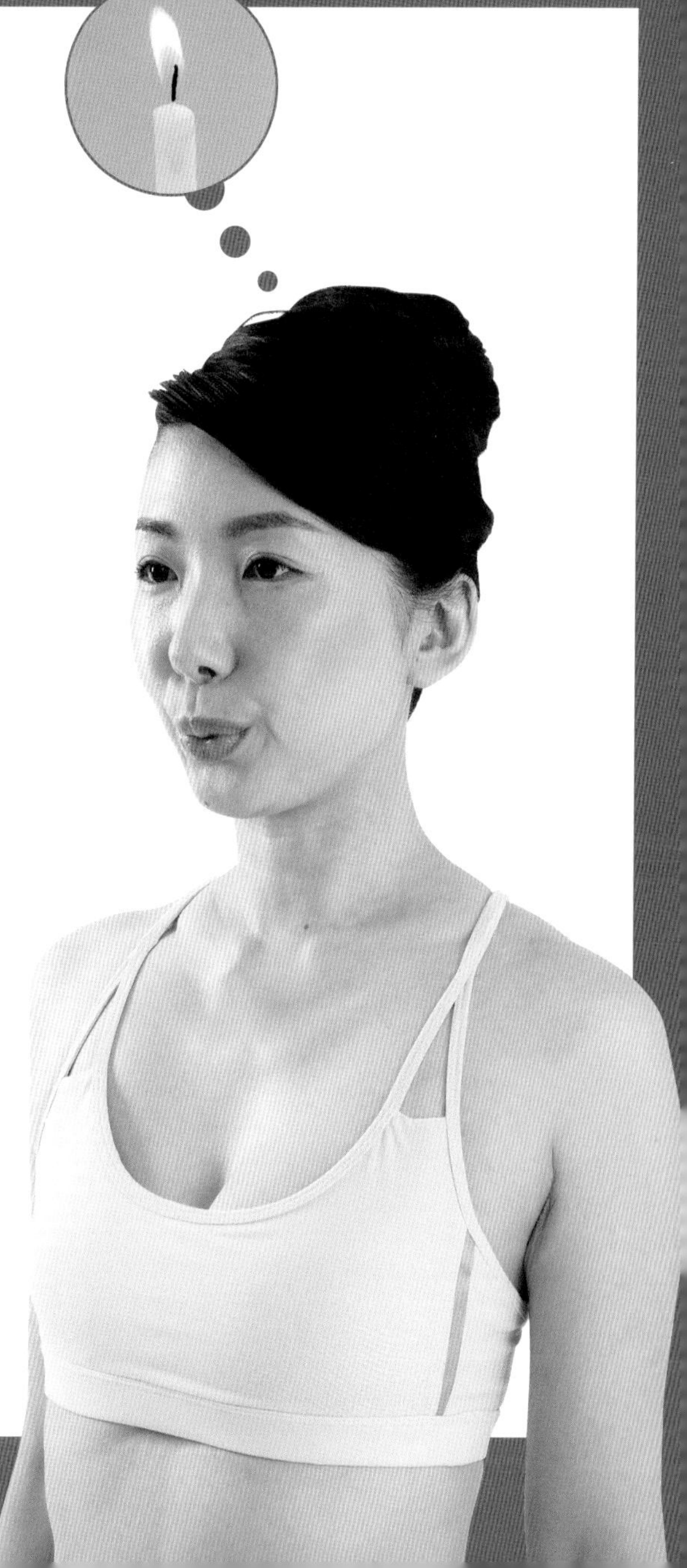

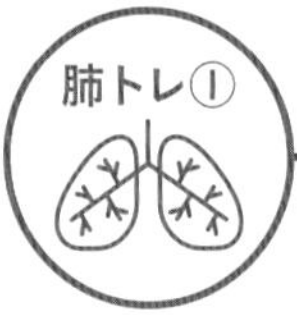

口すぼめ呼吸

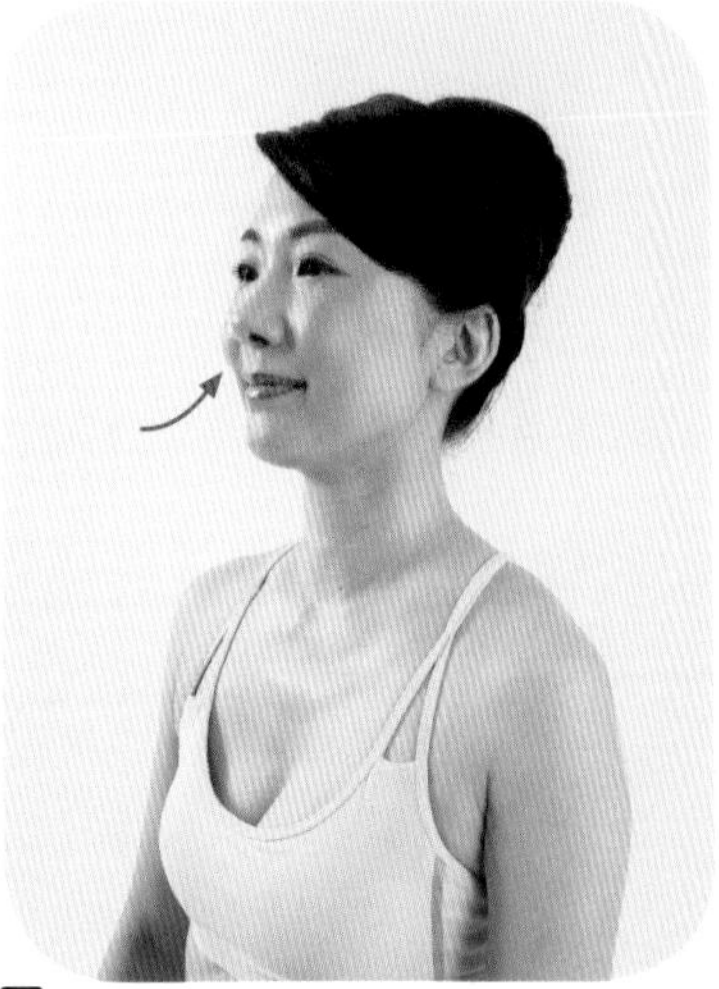

1

鼻から息を肺がいっぱいになるまで吸う

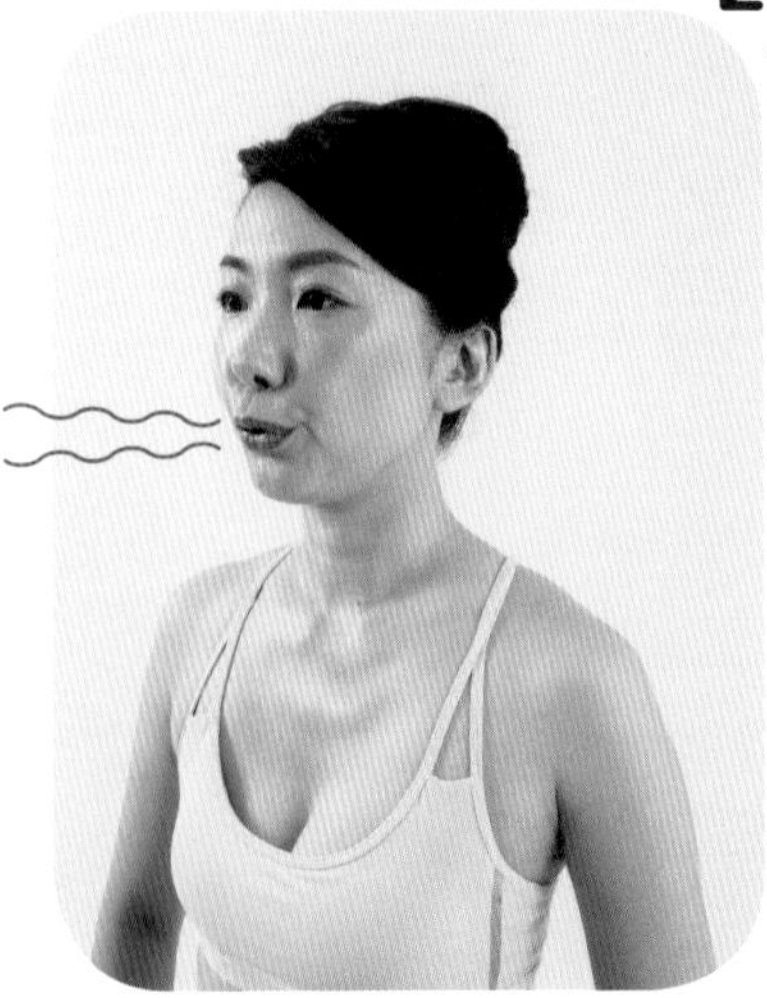

2

軽く口をすぼめて、ゆっくり息を吐く。最初のうちは10回くらいを目安に行う。やり方を習得したら、呼吸が乱れたときなどに行うとよい

ポイント ろうそくの火をゆらすように吐く

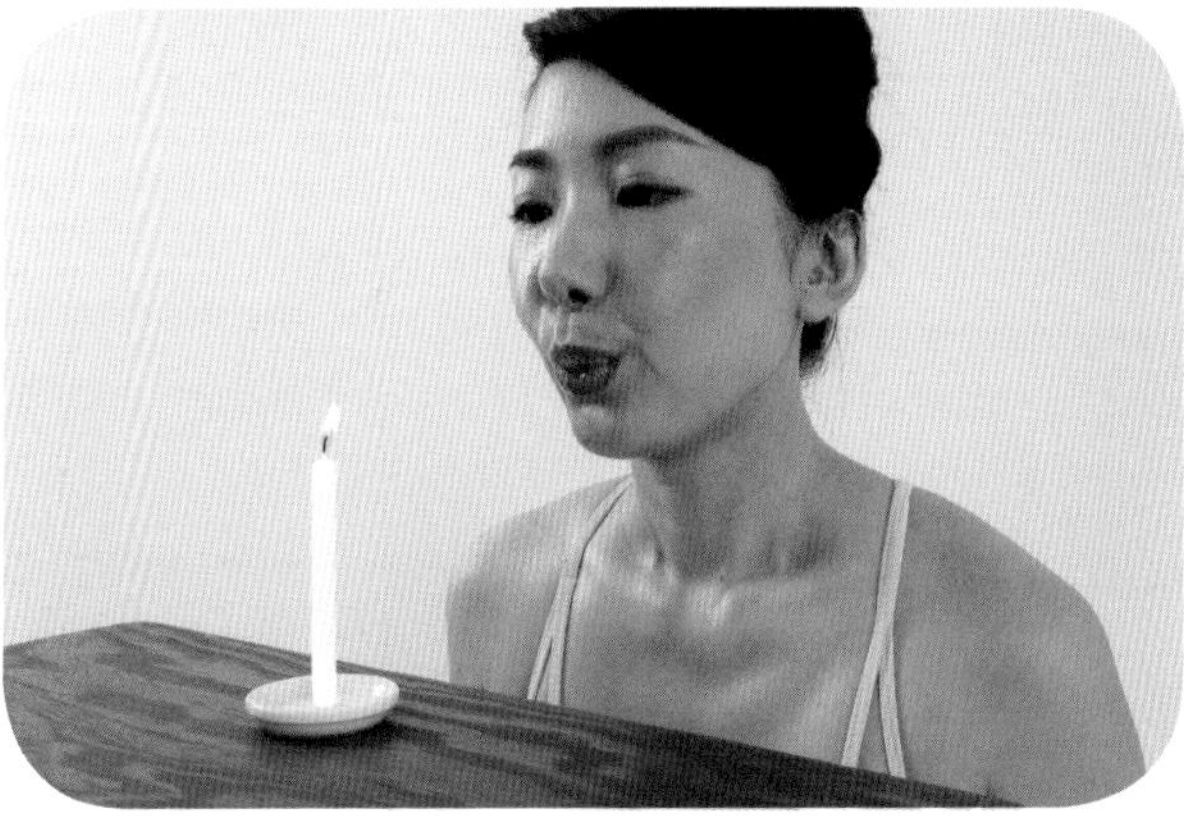

ろうそくの火をゆらすようなイメージでゆっくり吐く。
口をすぼめて火を消すほど強く吹いてはいけない

NG ×

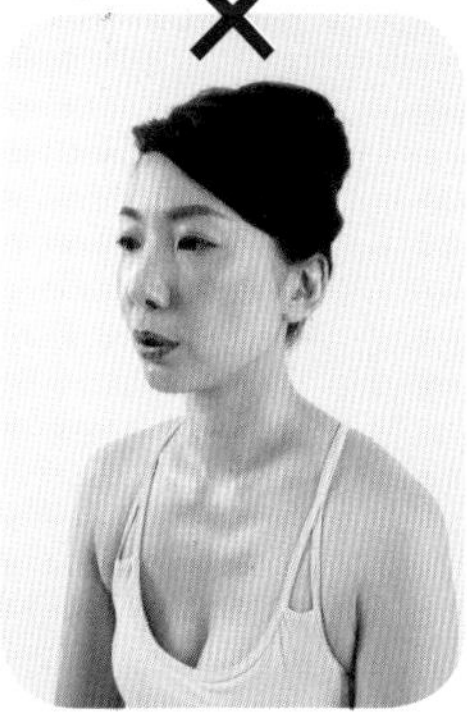

口をすぼめていない

NG ×

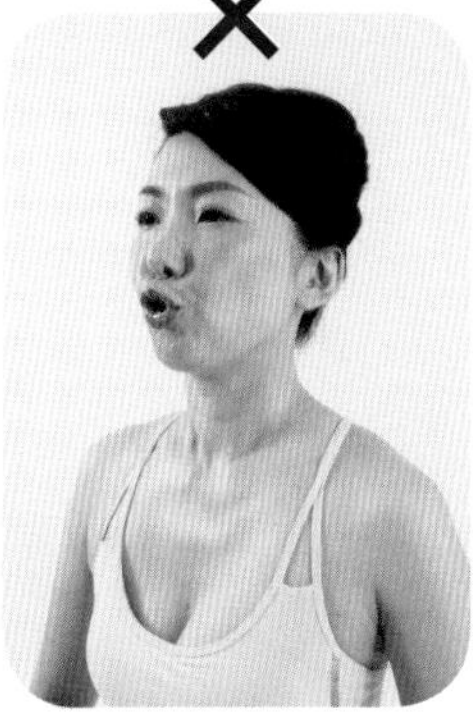

口をとがらせない

よい例 ○

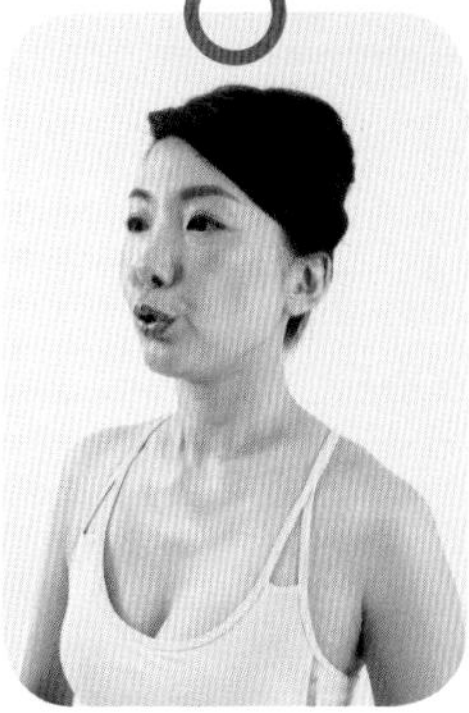

＊口すぼめ呼吸の理論については130ページをご覧ください。

肺トレ②

腹式呼吸

ステップ1 寝た姿勢

あおむけに寝て、息を吸うときは、おなかの中の風船をふくらませることをイメージ。吐くときは口すぼめ呼吸でゆっくり吐く

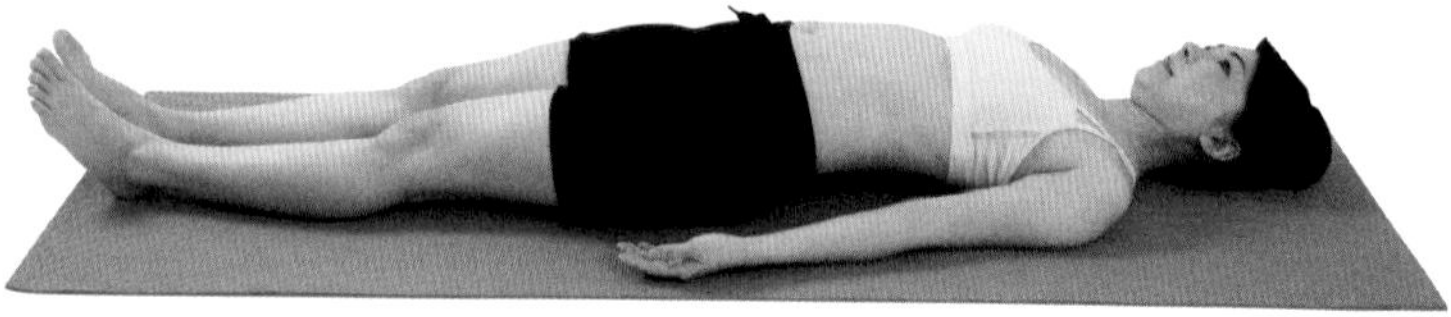

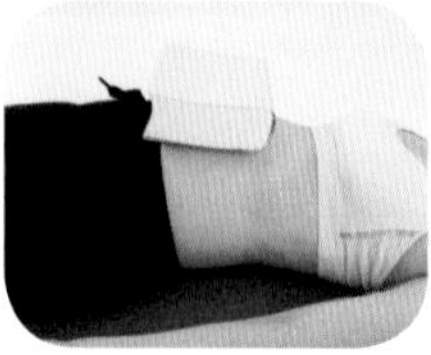

お腹の上におもり（辞書など）を置き、それを浮かすようにして息を吸ってもよい。辞書では重すぎると感じる場合はもっと軽い本で行う

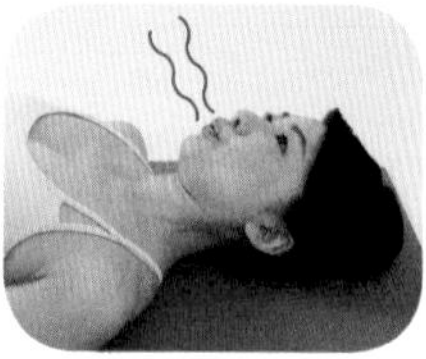

吐くときは口をすぼめる

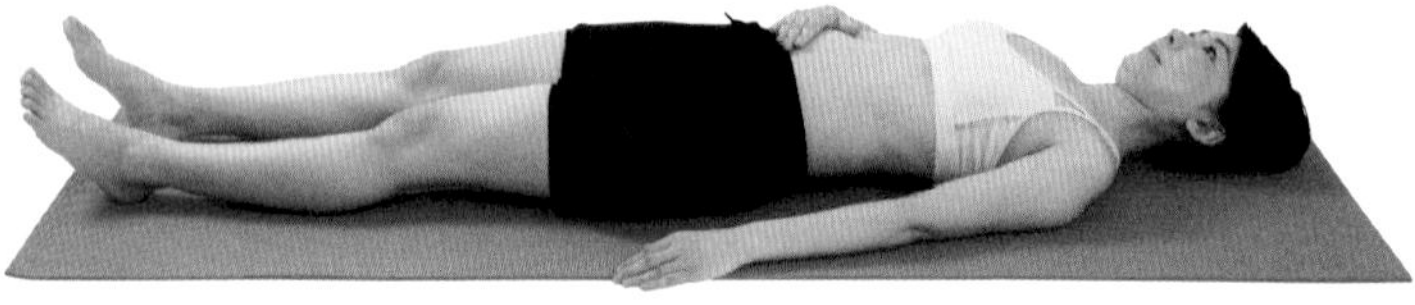

ポイント

最初に片手をおへその少し上（横隔膜）に置いて息を吸うときにおなかが浮き上がるかどうかを確認する。おなかが浮き上がらなければ腹式呼吸になっていない。ステップ2、3を始めるときも最初は必ず確認する

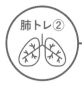

ステップ2 イスに座った姿勢

イスに座って楽な姿勢で行う。ステップ1と同様、おなかの中の風船をふくらませることをイメージし、吐くときは口すぼめ呼吸

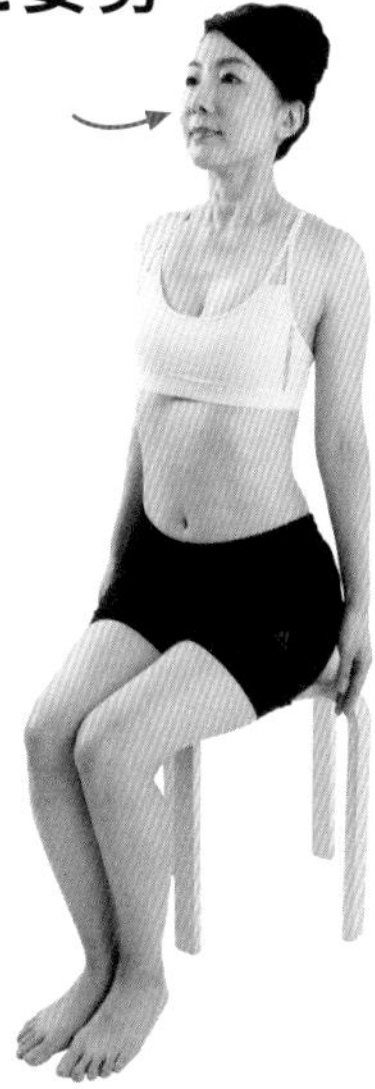

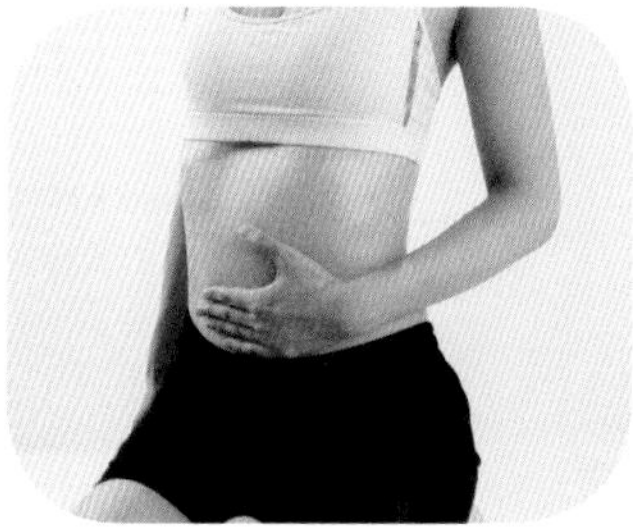

最初はおなかが浮き上がるか確認

ステップ3 立った姿勢

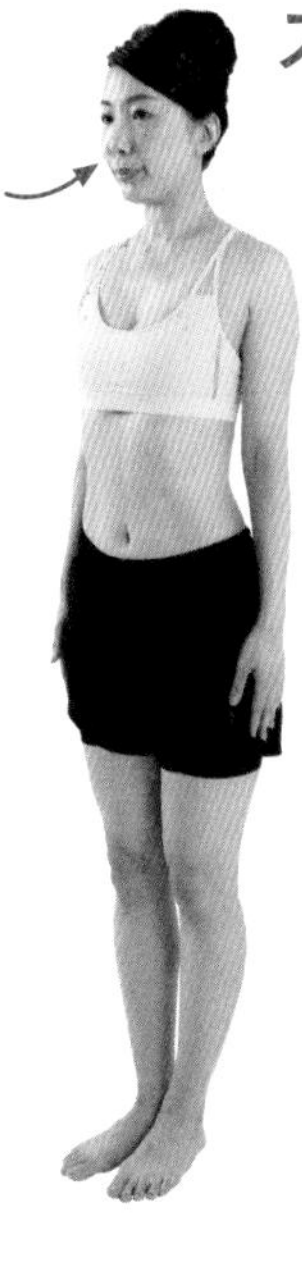

肩を緊張させず、楽な姿勢で立って行う。ステップ1、2と同様、おなかの中の風船をふくらませることをイメージし、吐くときは口すぼめ呼吸

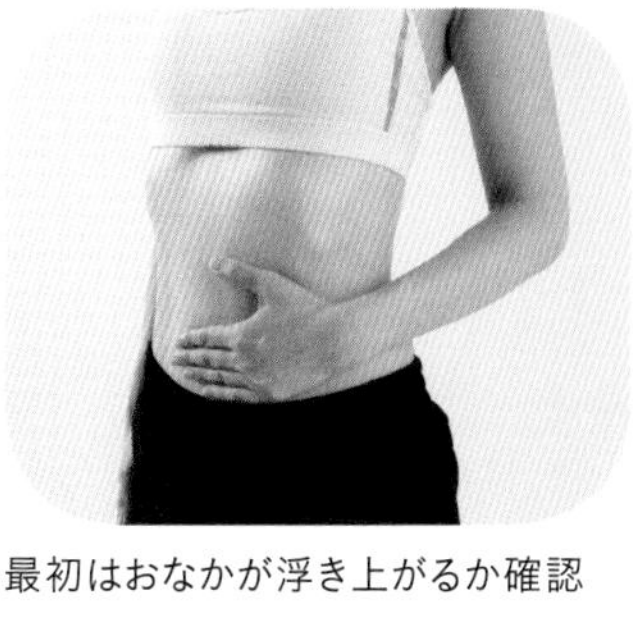

最初はおなかが浮き上がるか確認

＊腹式呼吸の理論については134ページをご覧ください。

肺トレ③

スクワット

太ももの前面の筋肉を鍛えるトレーニング

基本のスクワット

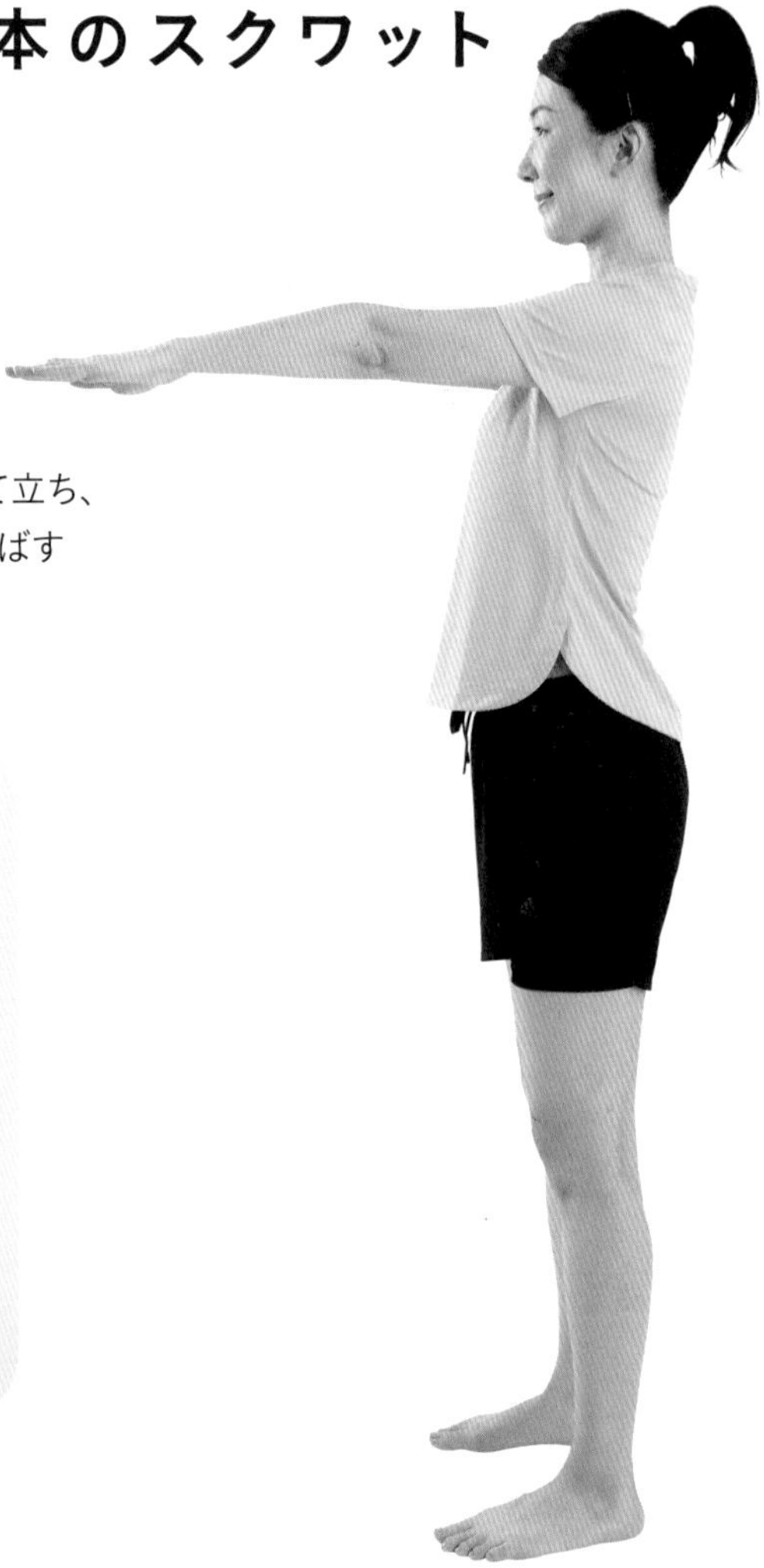

1

足は肩幅に開いて立ち、
両手をまっすぐ伸ばす

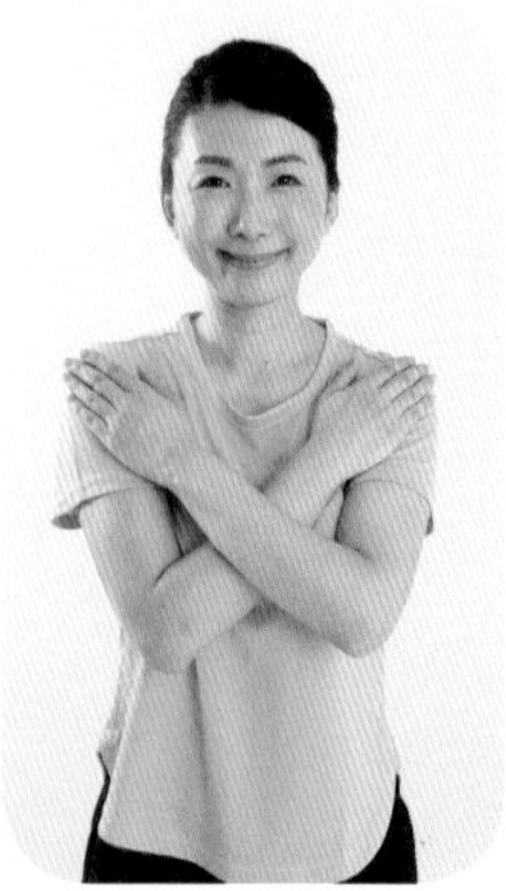

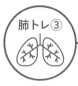

手を組んで行ってもよい

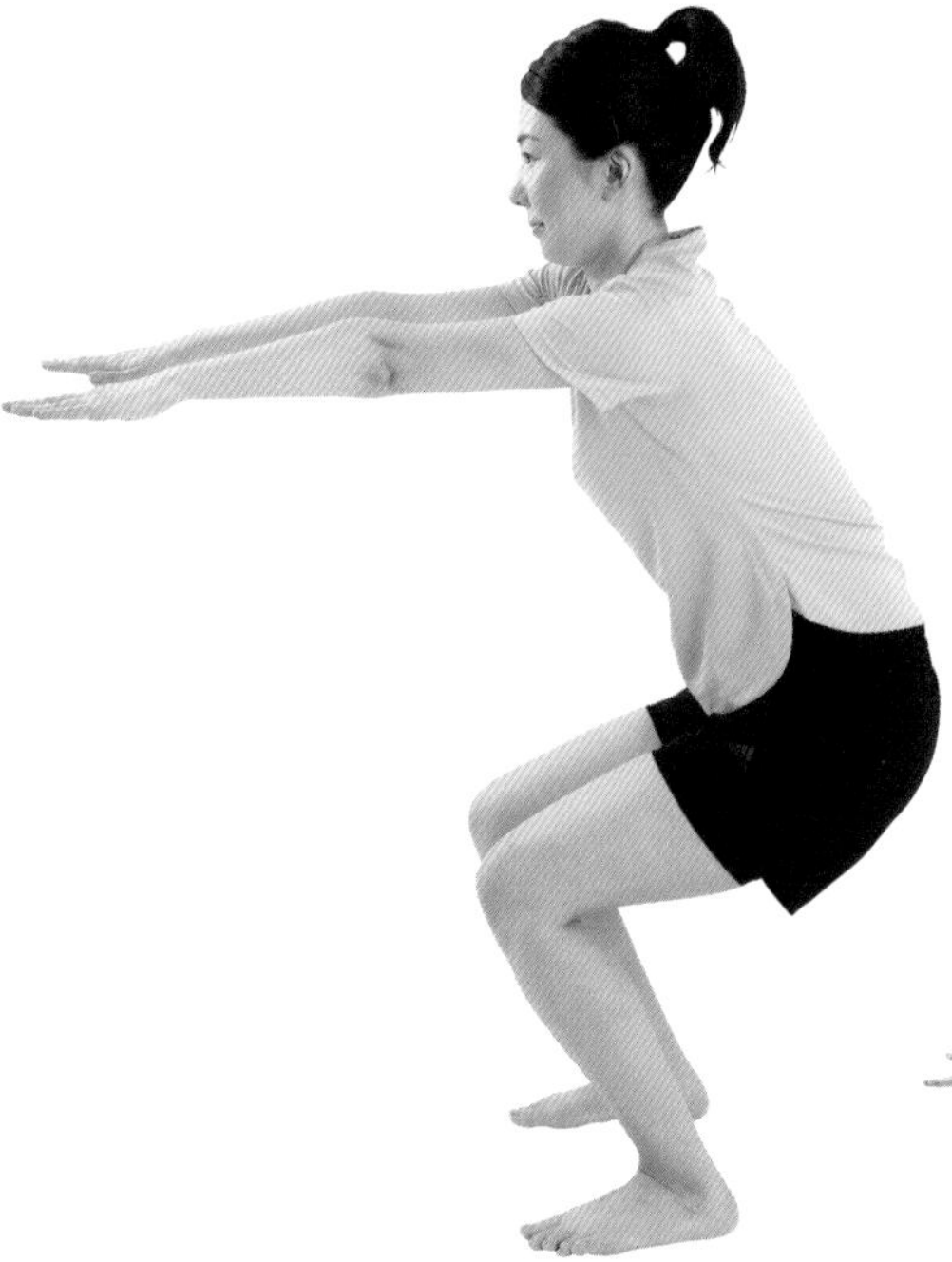

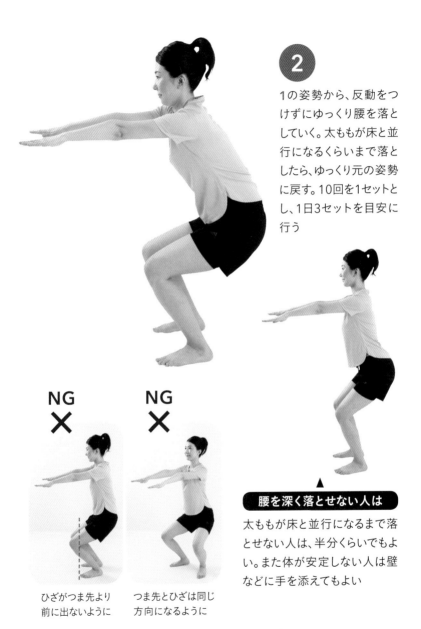

2

1の姿勢から、反動をつけずにゆっくり腰を落としていく。太ももが床と並行になるくらいまで落としたら、ゆっくり元の姿勢に戻す。10回を1セットとし、1日3セットを目安に行う

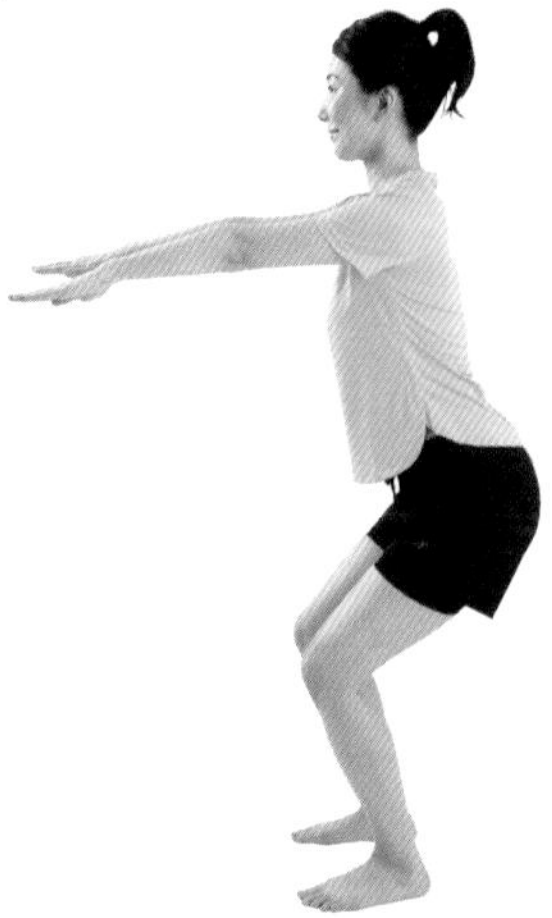

▲

腰を深く落とせない人は

太ももが床と並行になるまで落とせない人は、半分くらいでもよい。また体が安定しない人は壁などに手を添えてもよい

NG ×

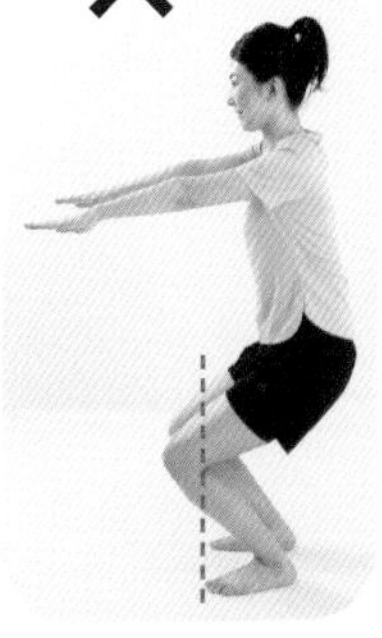

ひざがつま先より前に出ないように

NG ×

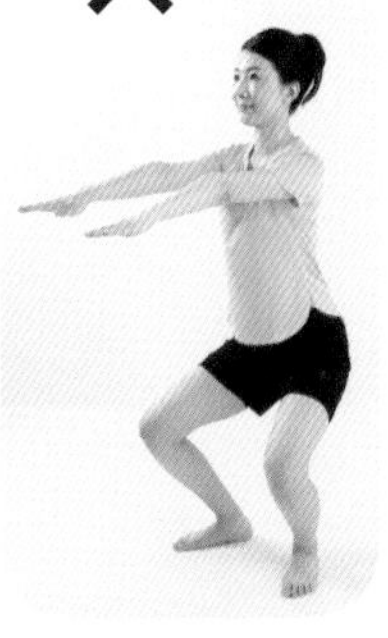

つま先とひざは同じ方向になるように

＊スクワットの理論については148ページをご覧ください。

イスを使ったスクワット

筋力が弱く転倒が心配な人はこのやり方から始める

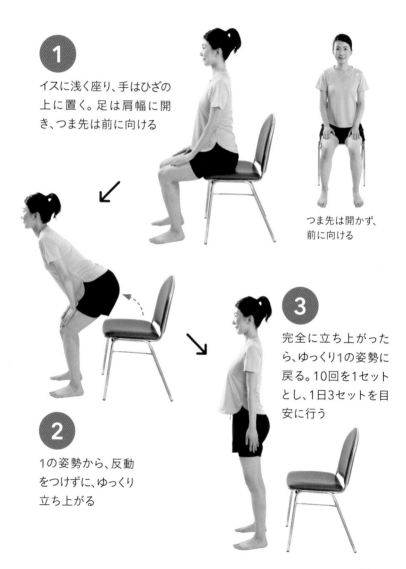

1

イスに浅く座り、手はひざの上に置く。足は肩幅に開き、つま先は前に向ける

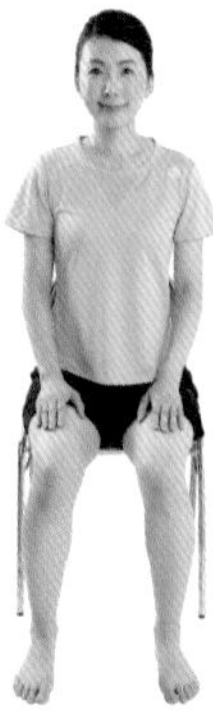

つま先は開かず、前に向ける

2

1の姿勢から、反動をつけずに、ゆっくり立ち上がる

3

完全に立ち上がったら、ゆっくり1の姿勢に戻る。10回を1セットとし、1日3セットを目安に行う

ひざ伸ばし運動

スクワットができない人はこのやり方でも太ももの筋肉が強化できる

1

足を肩幅に開き、背筋を伸ばして座る

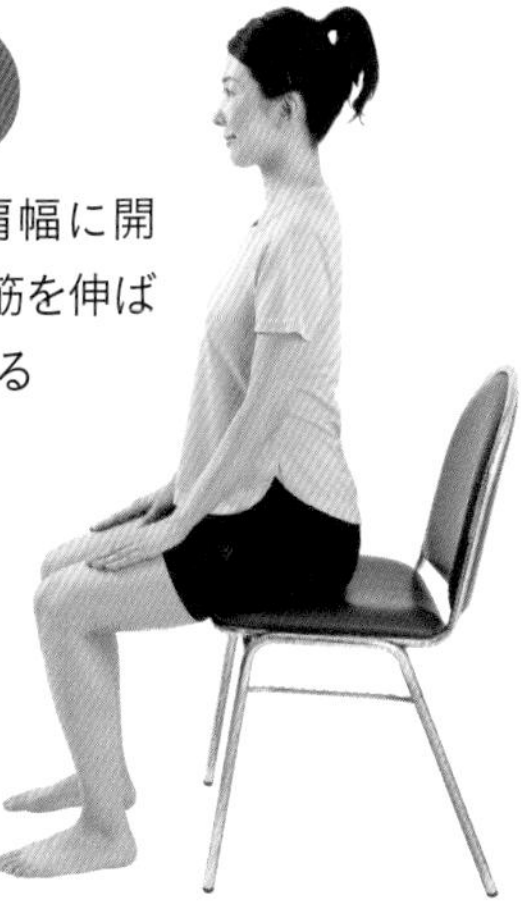

2

足首を手前に曲げて、かかとを押し出すようなイメージで、ゆっくり片方のひざを伸ばして少し止め、ゆっくり元の位置に戻す。左右5回ずつで1セット。1日3セット行う

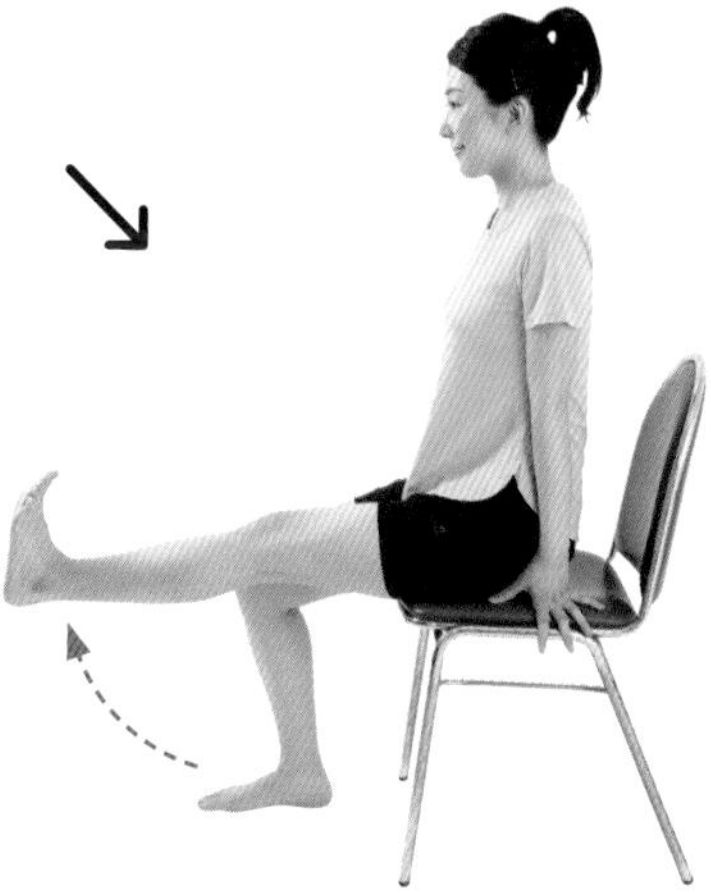

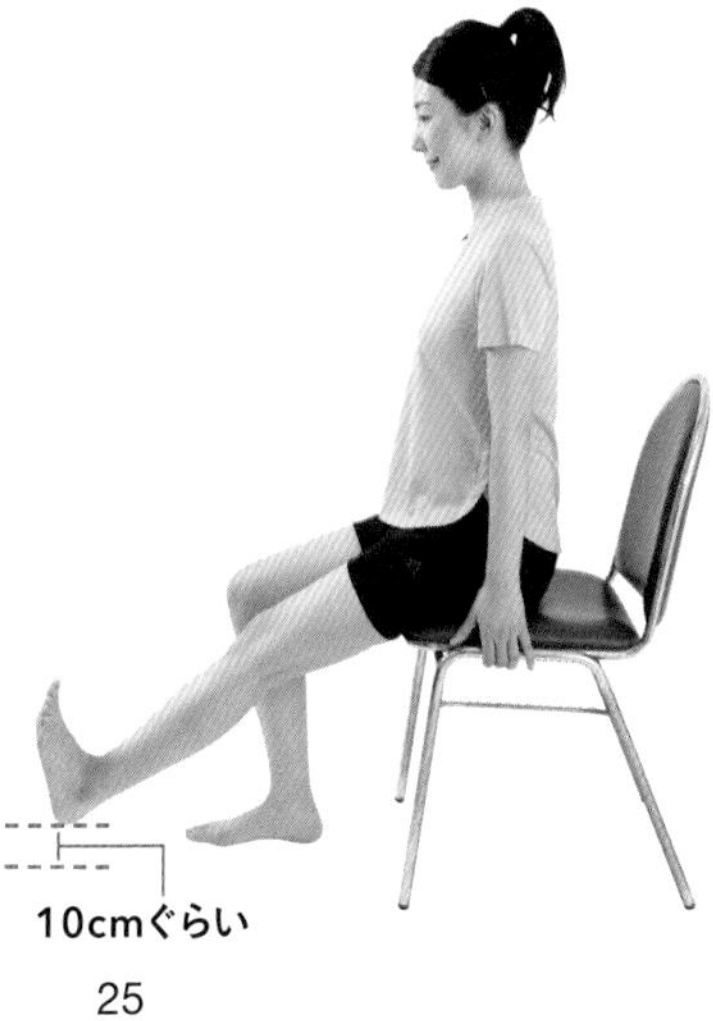

10cmぐらい

できない人は

足を床から10cmほど上げるだけでもよい

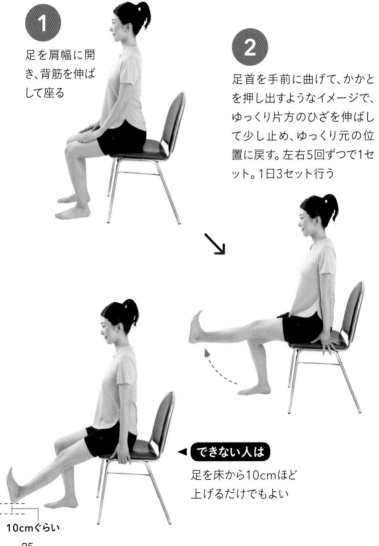

肺トレ④

足あげ運動

おしりや太ももの裏側の筋肉を鍛えるトレーニング

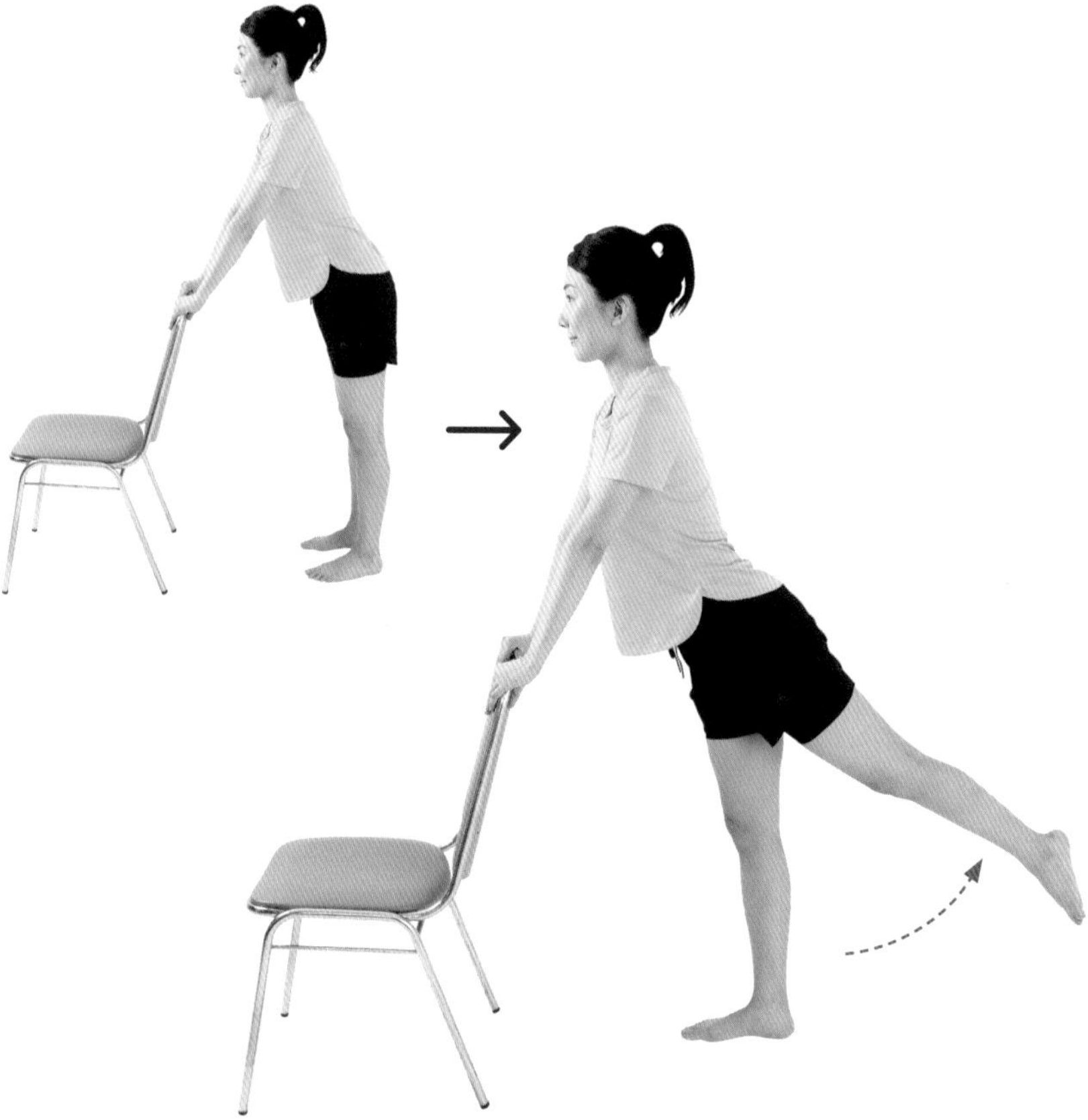

イスの背もたれにつかまり、ひざを伸ばしたまま後ろにあげていき、再び元の位置に戻す。左右5回ずつで1セット。1日3セット行う

＊足あげ運動の理論は152ページに掲載されています。

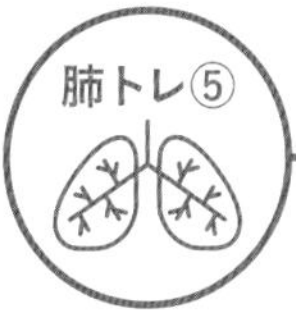

ペットボトル運動

寝たままできる上半身の筋力トレーニング

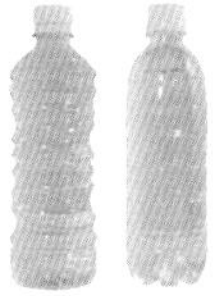

500mlのペットボトルを2本用意！

ペットボトル運動①

手を下におろす

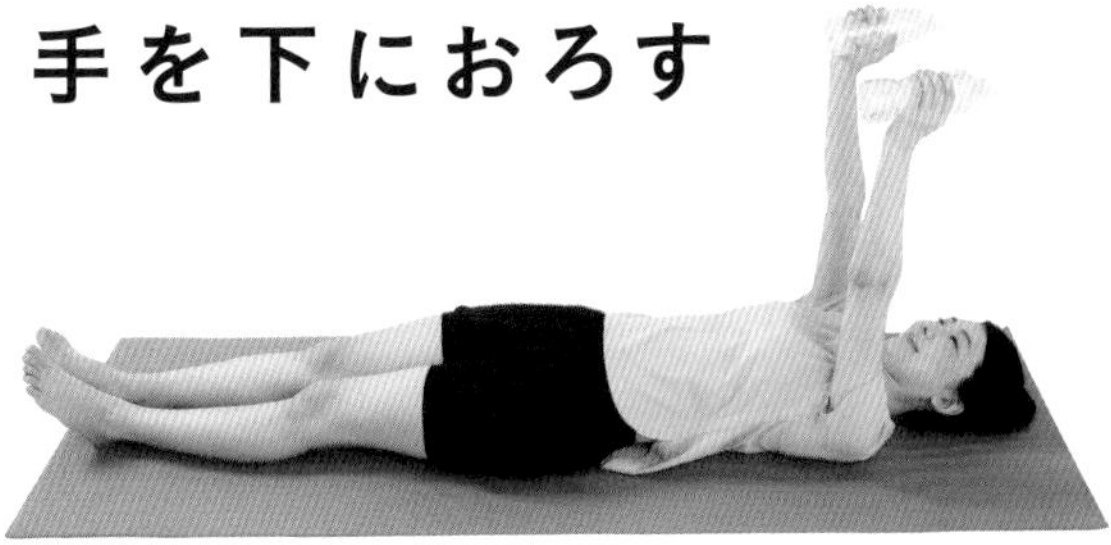

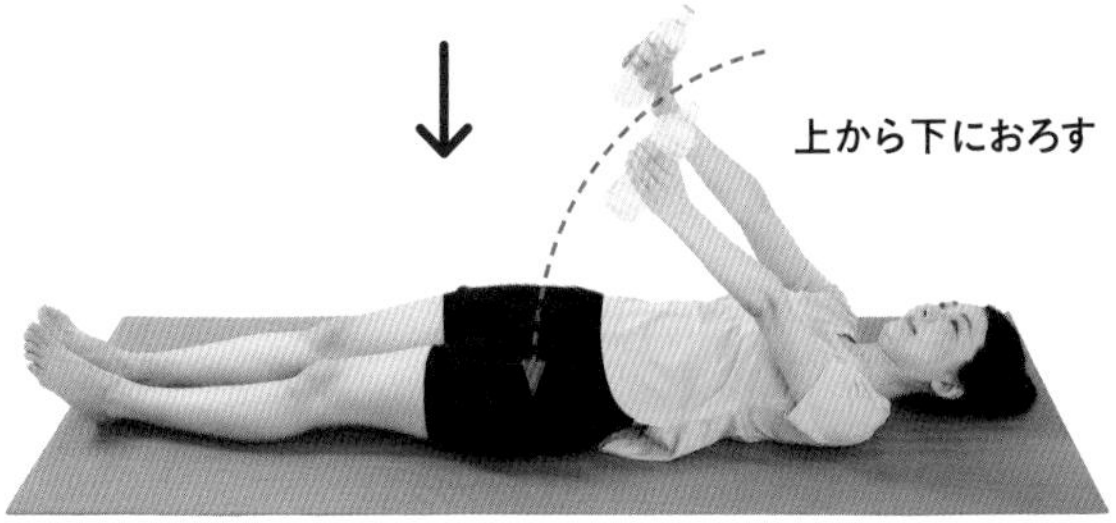

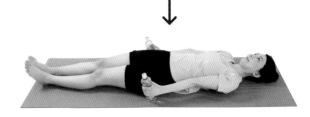

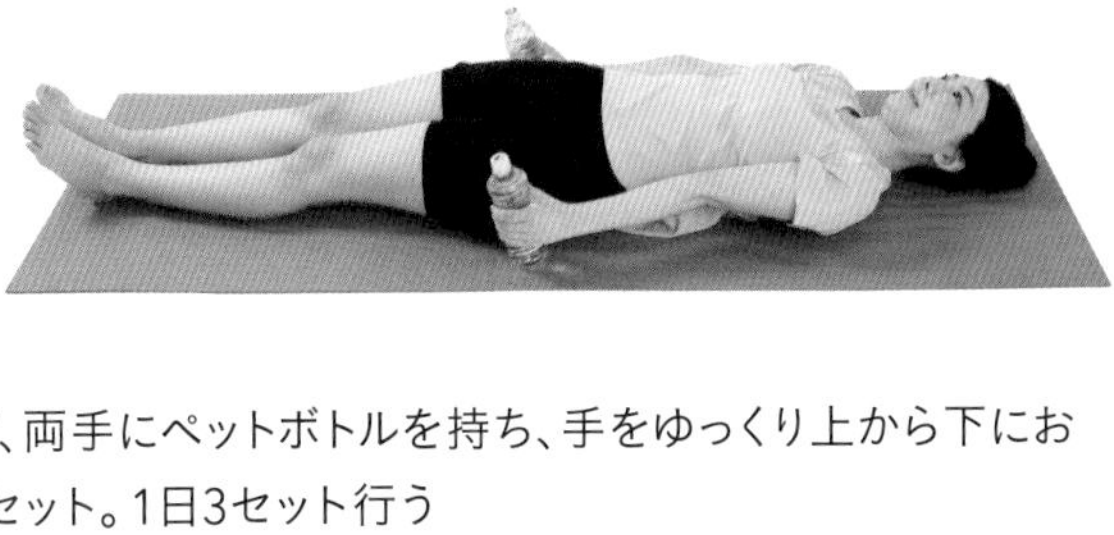

あおむけに寝て、両手にペットボトルを持ち、手をゆっくり上から下におろす。10回が1セット。1日3セット行う

ペットボトル運動②

手を上にあげる

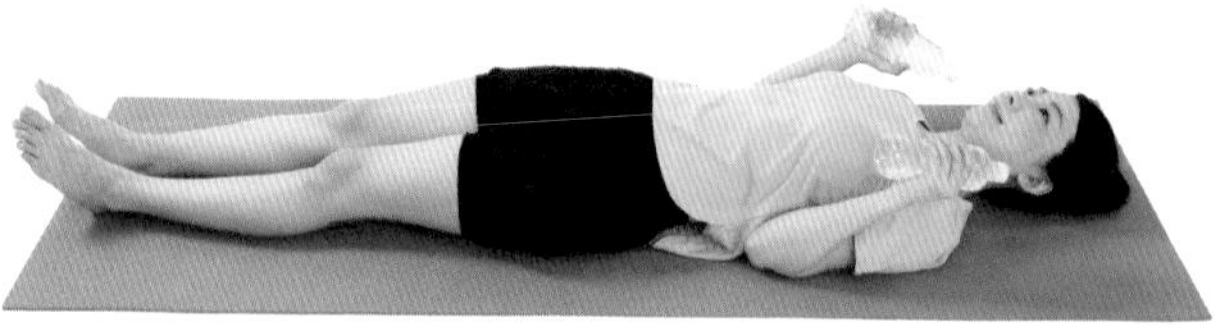

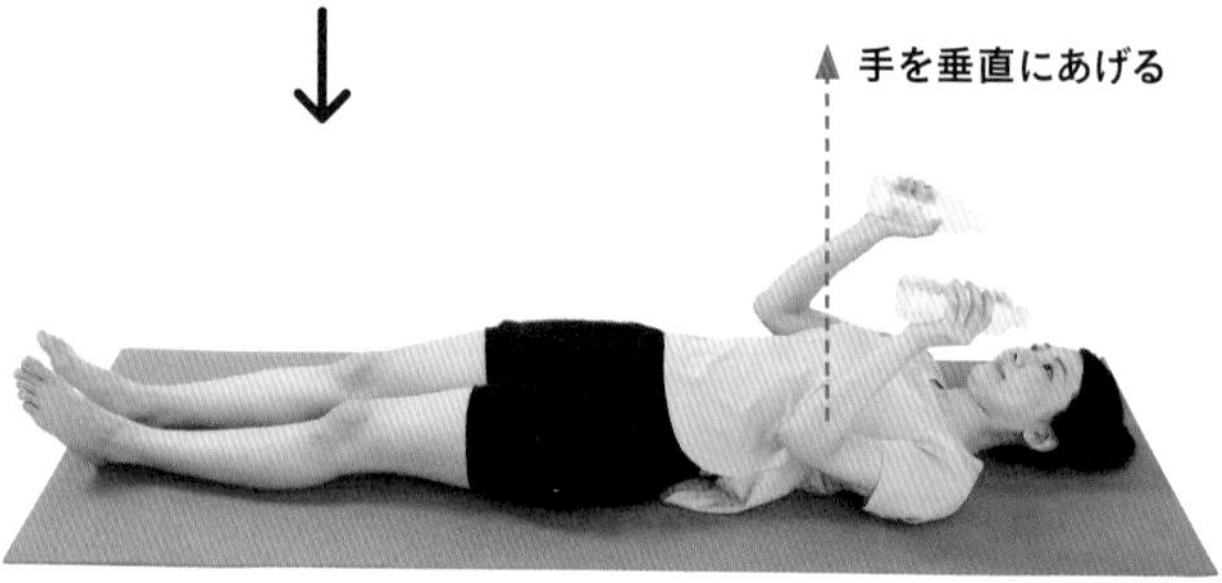

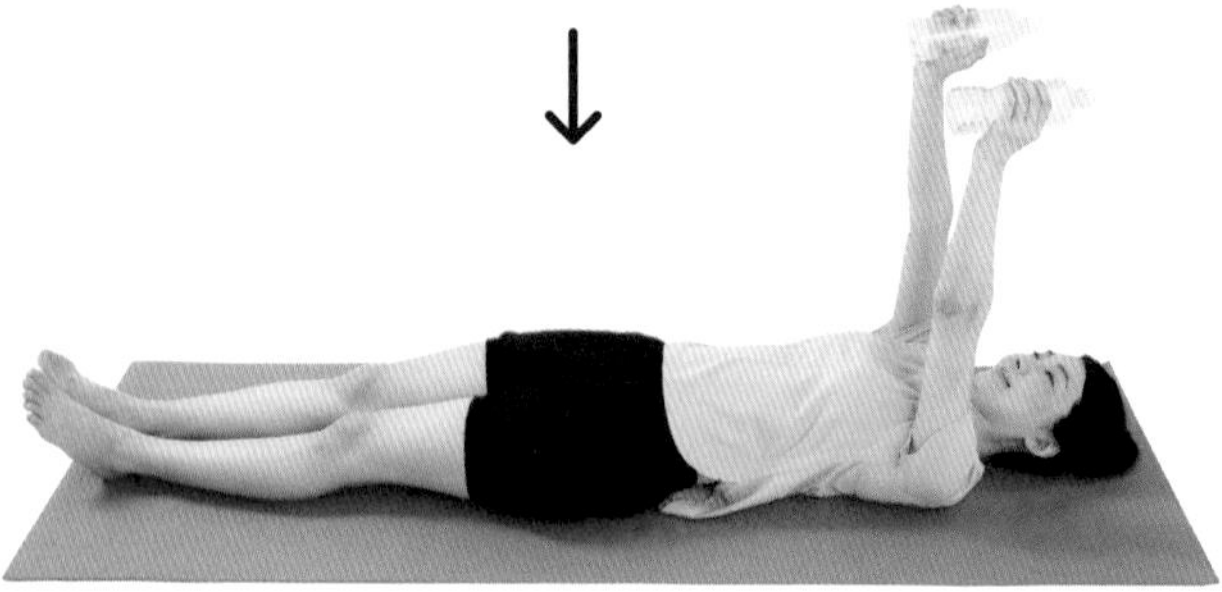

あおむけに寝て、両手にペットボトルを持ち、手を垂直にゆっくりあげて元に戻す。10回が1セット。1日3セット行う

ペットボトル運動③

手を横に広げる

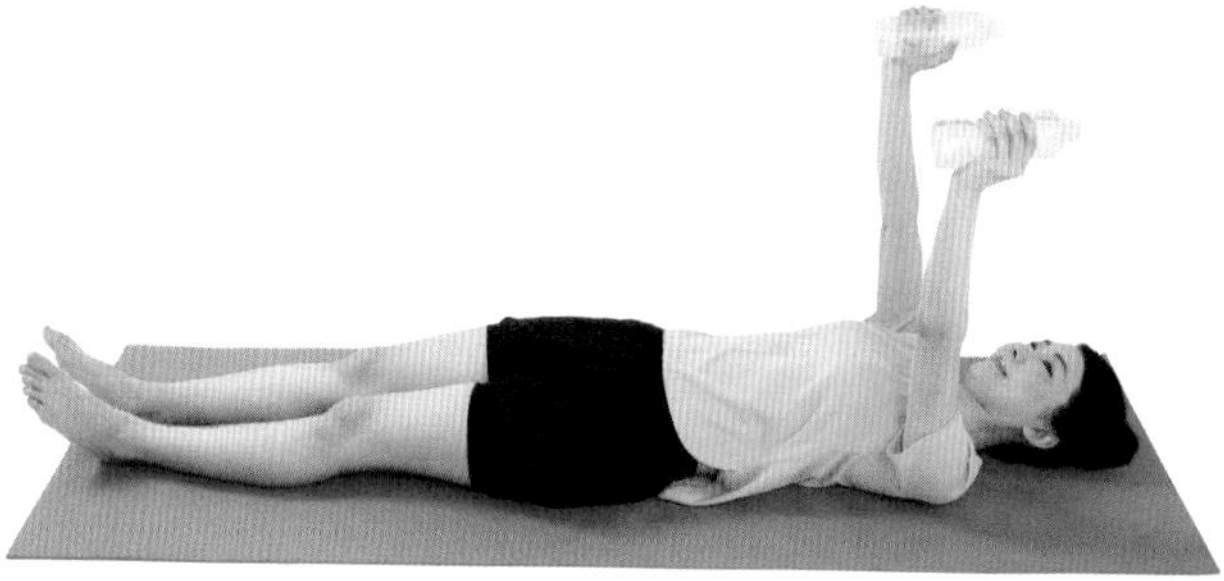

↓

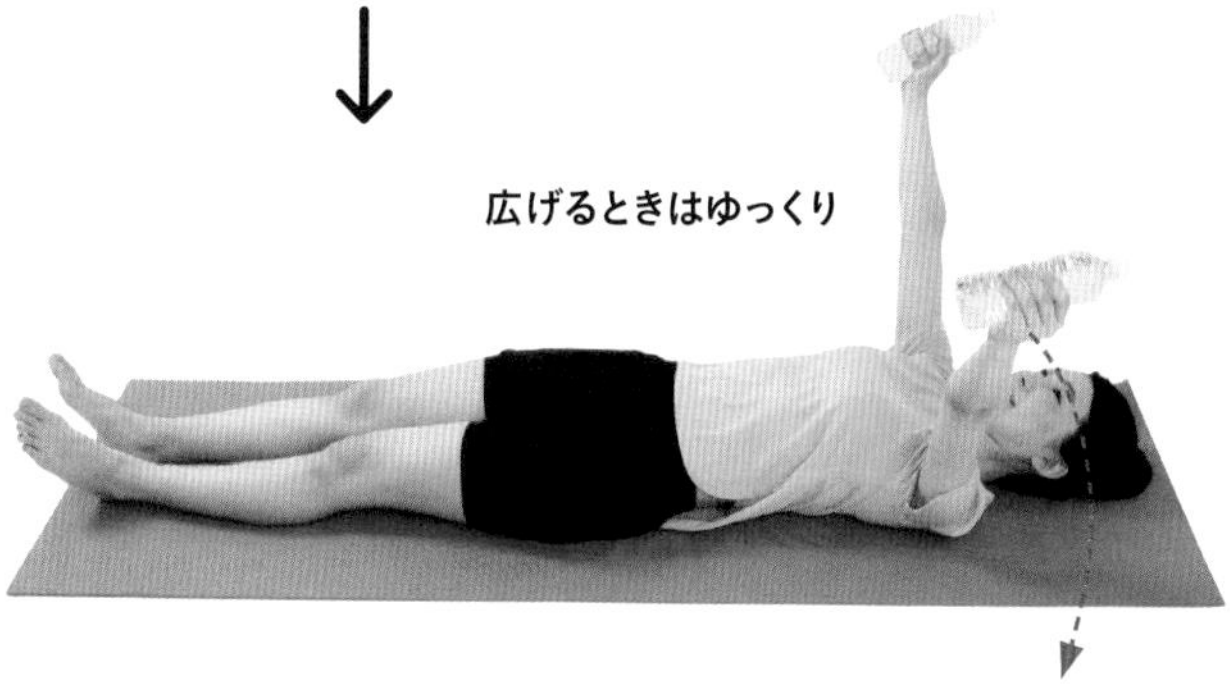

↓

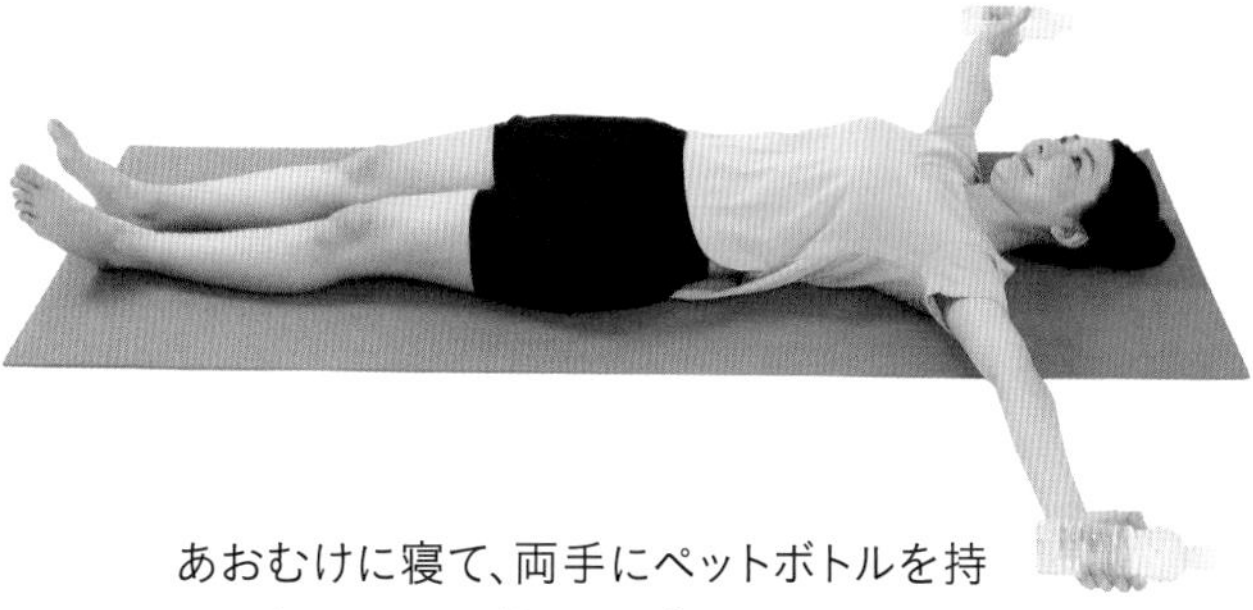

あおむけに寝て、両手にペットボトルを持ち、手をゆっくり横に広げて元に戻す。10回が1セット。1日3セット行う

肺トレ番外編 ベロトレ

誤嚥性肺炎を予防するトレーニング

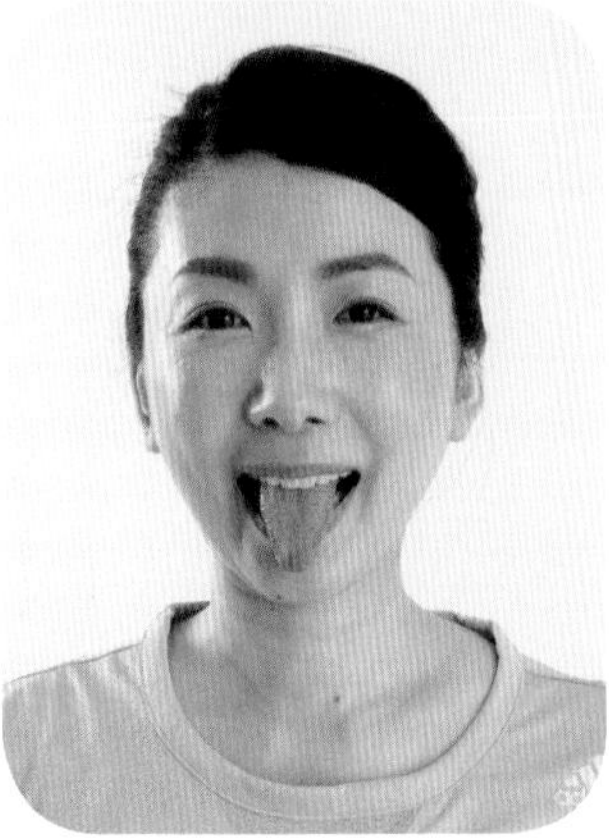

1

口を大きく開けて舌を下にできるだけ伸ばす

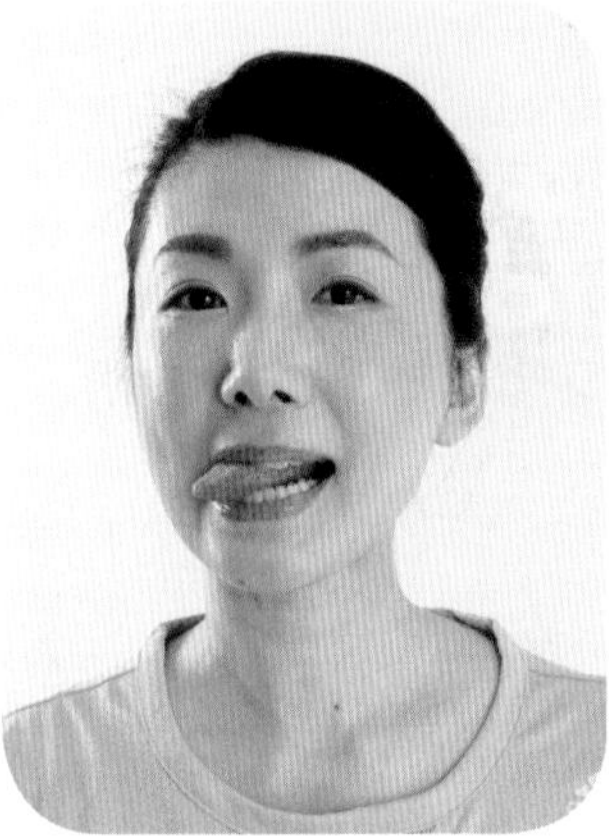

2

舌を左右にできるだけ伸ばす

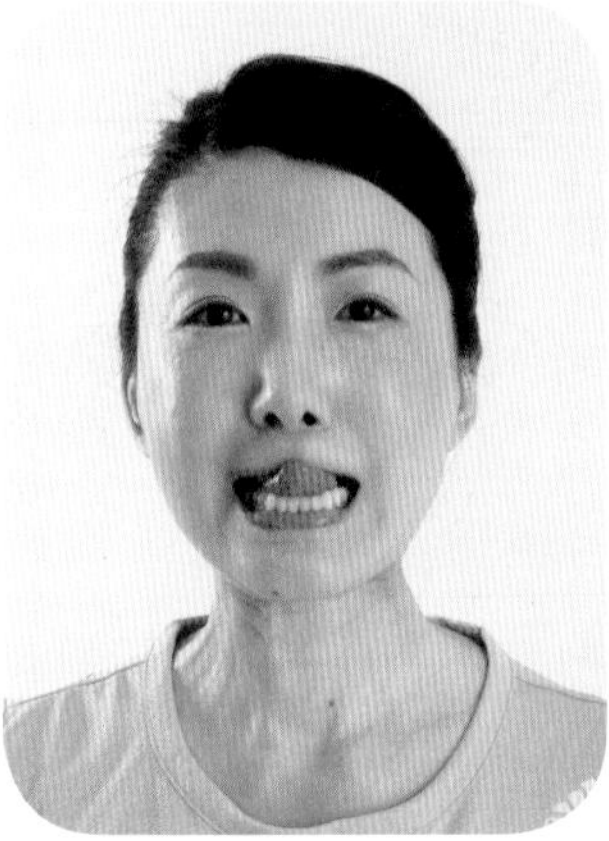

3

舌を上に伸ばし鼻に近づける。
それぞれ10回を目安に行う

＊ベロトレの理論は152ページに掲載されています。

第1章

肺はどんな働きをしているのか？

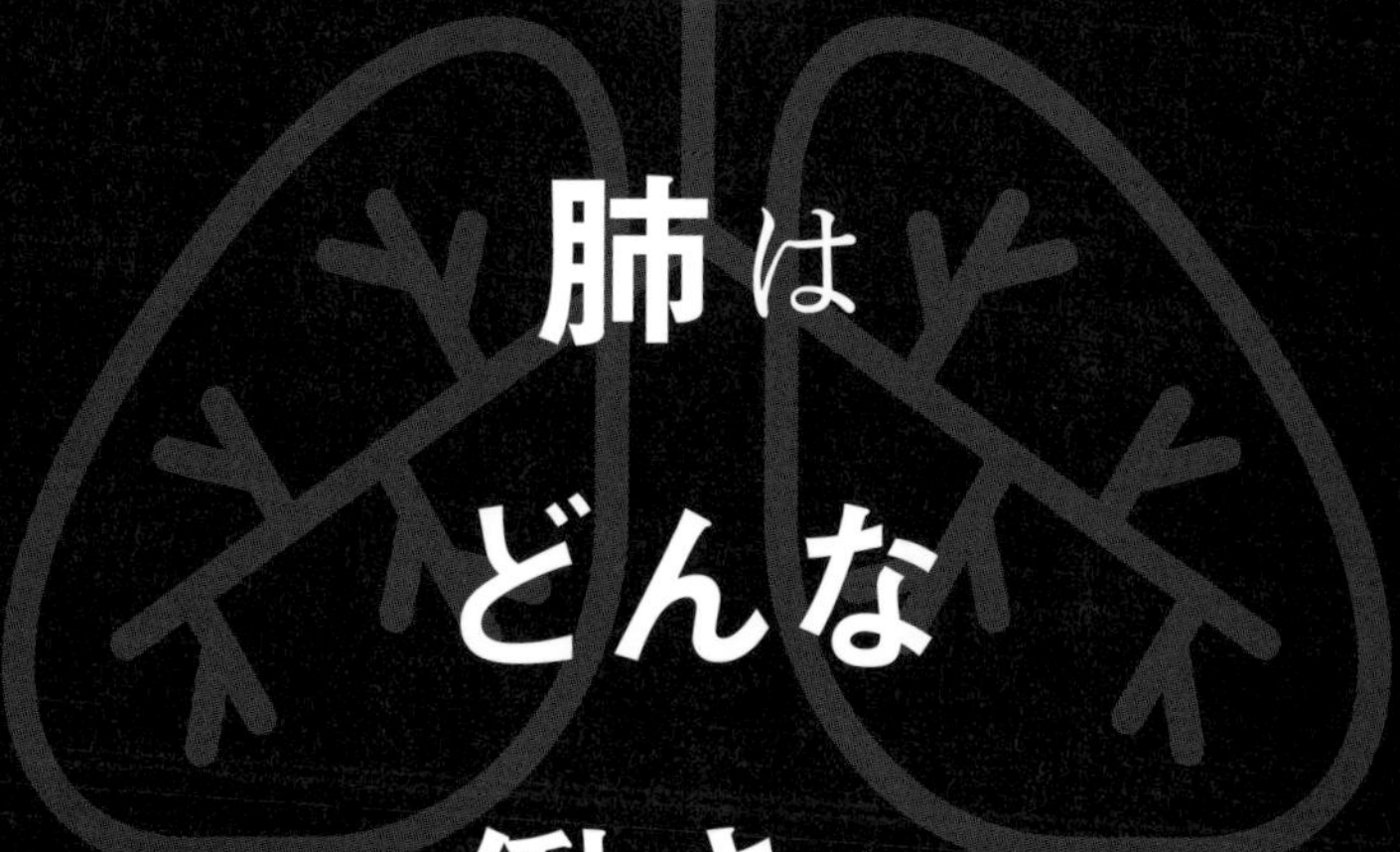

肺は何をする臓器なのか？

私たちは酸素がなくては生きていくことができません。酸素は呼吸によって肺の中に入っていきます。また肺はいらなくなった二酸化炭素を体の外に出す働きもします。肺の中で酸素と二酸化炭素が入れ替わることを「ガス交換」といいます。肺はこのガス交換を行う臓器なのです。

肺の中で酸素は血液に入ります。そして酸素を含んだ血液は、心臓から全身へと送り出されます。全身の各細胞で酸素は栄養素と結びついて、エネルギーを作り出します。このとき二酸化炭素が発生します。二酸化炭素を多く含む血液は肺に戻ってきて、酸素と交換されるのです。

ところが肺炎などで肺の機能が低下すると、血液に十分な量の酸素を送ること（酸素化）ができなくなります。そのため、酸素吸入を行って、より多くの酸素を肺に送り込む必要があります。

さらに重症化したときは人工呼吸器を使います。人工呼吸器を使っても酸素化の悪

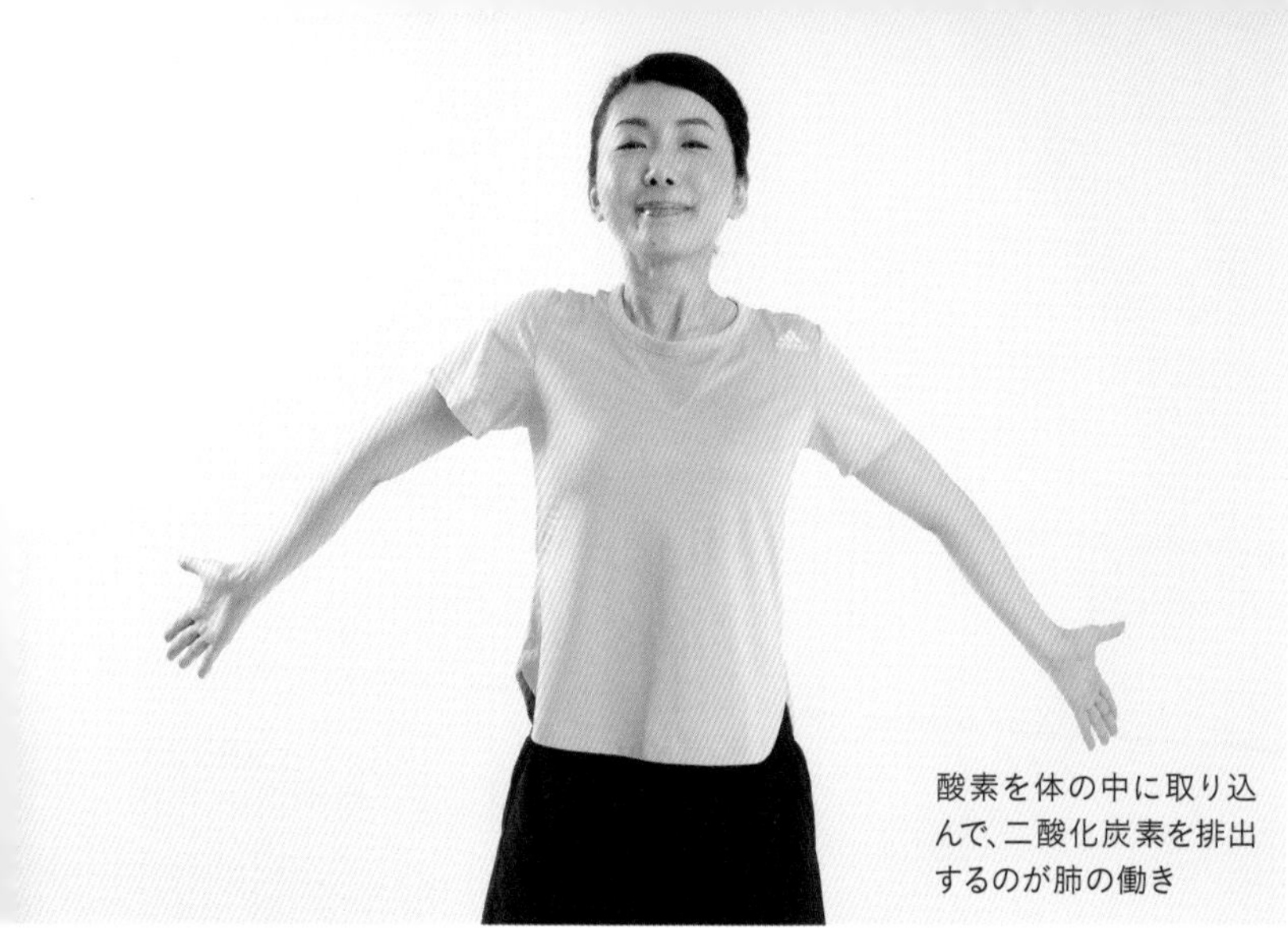

酸素を体の中に取り込んで、二酸化炭素を排出するのが肺の働き

化が止まらない場合は人工肺を治療に用います。

新型コロナウイルスに関連した報道で、ＥＣＭＯ（エクモ）という言葉を聞いたことがあると思います。体外式膜型人工肺（extracorporeal membrane oxygenation）の略称で、酸素と二酸化炭素の交換を肺の代わりに行う医療機器です。ガス交換する人工肺と、体内から血液を取り出し人工肺に送り、再び体内に送り出す血液ポンプによって構成されています。

肺の機能がエクモに置き換わるので、その間、肺を休ませることができます。休んでいる間に、肺の機能が回復するのを待つのがエクモによる治療です。

新型コロナウイルス肺炎が重症化した患者さんの中にも、エクモで回復した人がたくさんいます。

肺はどこにあるのか？

肺は左右の胸部に1つずつある臓器です。左右の肺のすき間は「縦隔《じゅうかく》」と言って、ここに気管や食道、そして心臓があります。

物理的には左肺と右肺が心臓をはさむよう位置していますが、機能的には心臓の右側（右心）と左型（左心）にはさまれています。これは右心から肺に血液が送り出され、左心に戻ってくるからです。

左肺と右肺は完全な対称にはなっていません。左肺は心臓が出っ張っている分だけ小さく、上葉と下葉の2つに分かれます。これに対し、左肺よりも大きい右肺は上葉、中葉、下葉の3つに分かれます。ごくまれに存在する「内臓逆位」の人以外は基本的に誰でもこのようになっています。

さらに肺は、胸壁で囲まれた「胸腔《きょうくう》」という空間の中にあり、「胸膜」という二重の膜で包まれています。内側の胸膜は肺の表面を包み、外側の胸膜は胸壁も接しています。

肺の構造

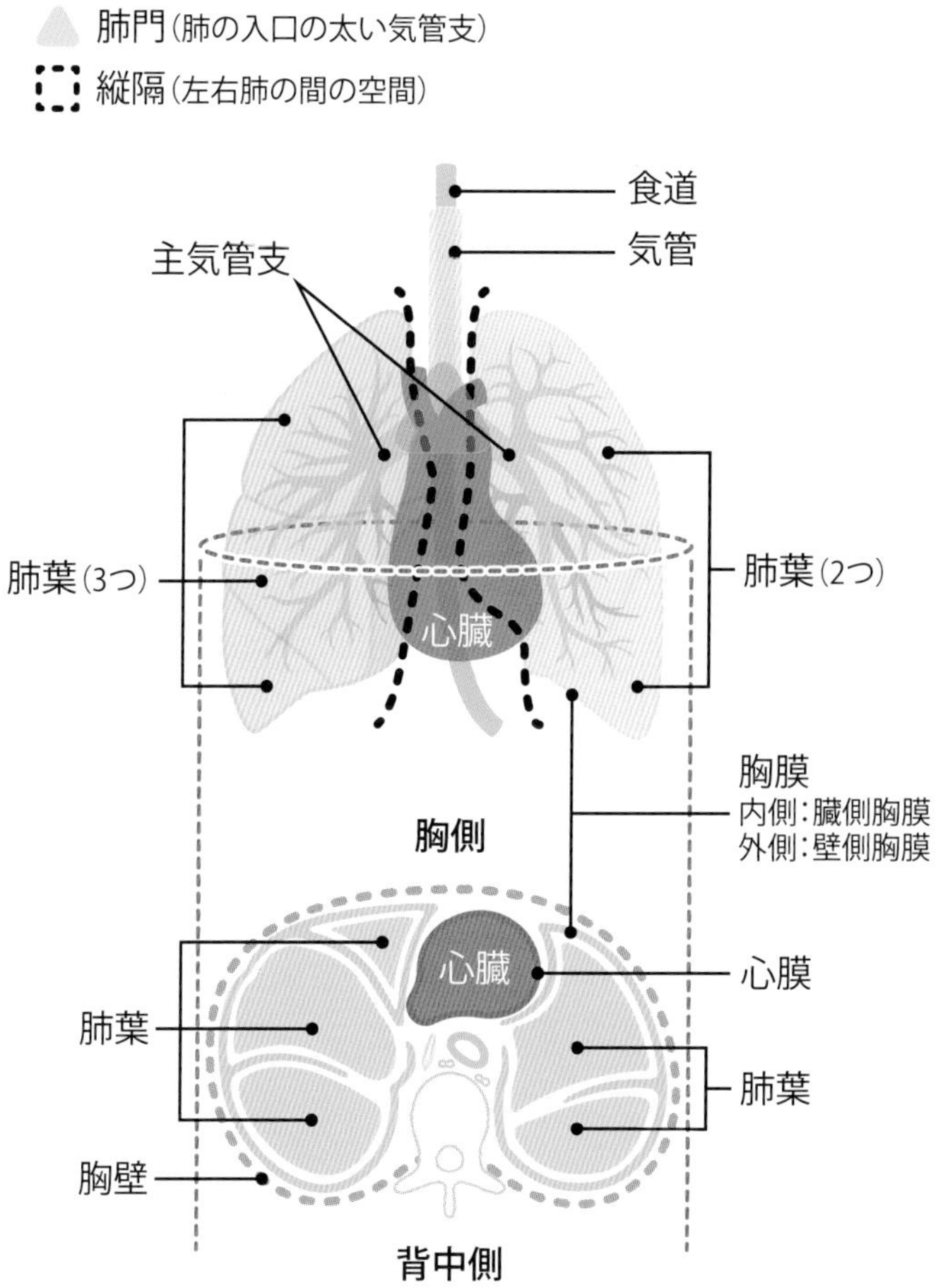

赤い点線の部分を下から見たところ

＊国立がん研究センター がん情報サービス 一般の方向けサイトより(一部改変)

肺の機能はガス交換だけではない

肺の最も重要な働きは酸素と二酸化炭素のガス交換ですが、それ以外にも２つの大きな働きがあります。

その１つが「**換気**」。ガス交換を行うためには空気の入れ替えが必要です。部屋の換気と同じことです。肺は心臓のように自ら動くことはできません。肺を動かすには肋骨の間にある肋間筋や、肺の下にある横隔膜が使われなければ動かせないのです。

もう１つの肺の機能は「**防御**」。呼吸で体の中に入ってくるのは空気だけではありません。ホコリやカビ、細菌、ウイルスなども侵入します。しかし、肺や気道にはこれらの侵入を防ぐ防御機能が備わっています。

例えば、線毛は気道の細胞の毛のような突起ですが、**病原体などを捕らえて肺に入らないようにする働きがあります**。

線毛で捕らえられず、肺胞まで入ってきた病原体に対しては、マクロファージなどの免疫細胞が攻撃して排除します。

肺の機能と構造

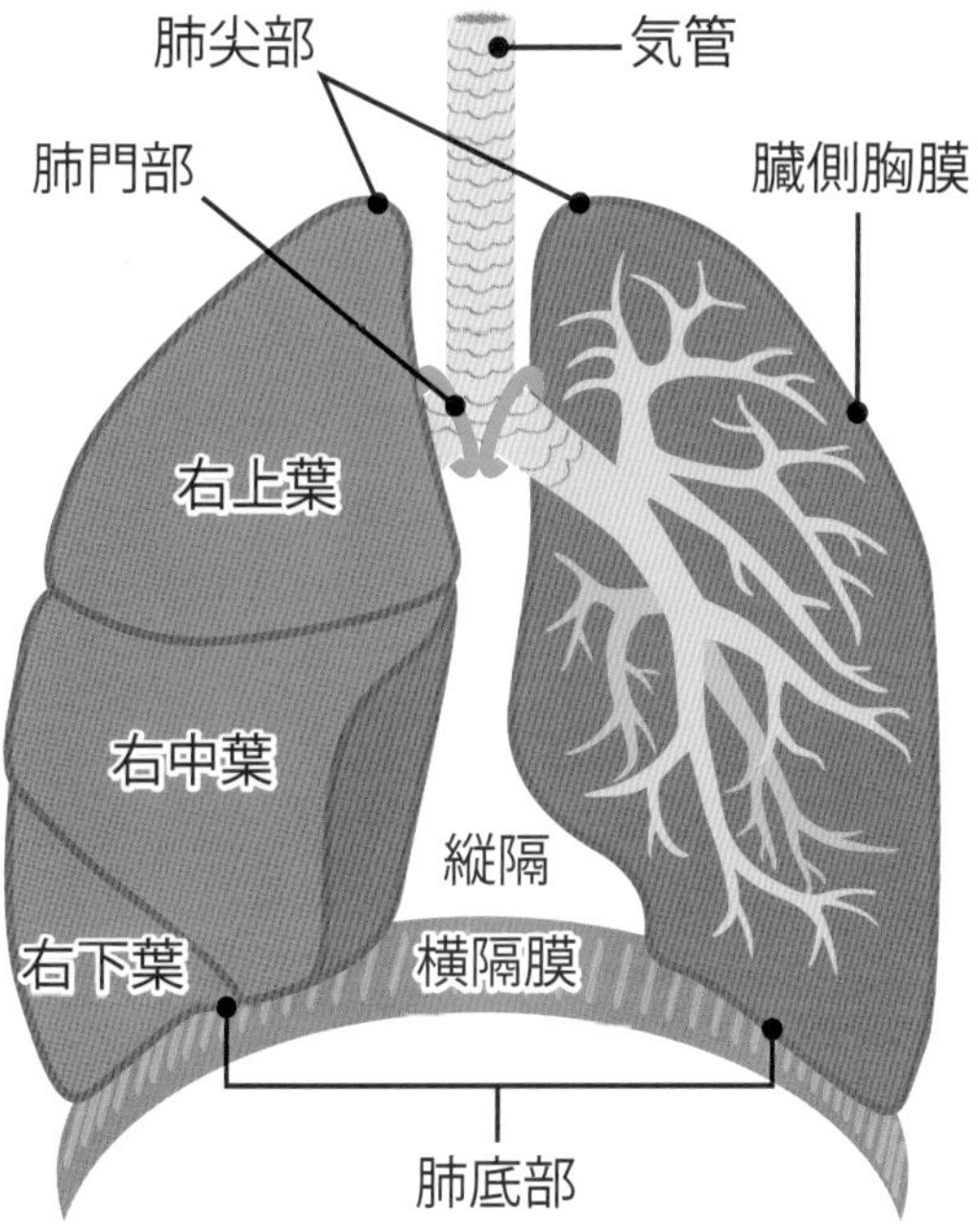

肺の機能

換気	肋間筋と横隔膜の収縮で空気の出し入れをする
ガス交換	70㎡ほどの表面積を持つ肺胞が体内に酸素を取り込み、二酸化炭素を排出
防御	気道を通る外気からの汚染を、あらゆる手段(せき、線毛、マクロファージなど)で防御

出典:JNNスペシャルNo.53<絵で見る呼吸と循環>
*在上海日本国総領事館のウェブサイト 大気汚染と健康管理(2)より(一部改変)

気管支と肺

気管支とは気管から肺に入る木の枝のように分かれた部分のことを言います。肺と並んで呼吸器の重要な部位を占めます。

口や鼻から吸い込まれた空気は、のど、気管、そして左右の気管支へと進み、そこから肺の中にある細気管支に入ってきます。

細気管支は、肺葉気管支、分節支、小葉気管支梢《しょう》の3つに分かれ、だんだん小さくなっていきます。

小葉気管支梢が集まった部分を肺小葉と言いますが、肺小葉の中のさらに細かい部分を肺細葉といいます。肺細葉は、卵型をしたものが集まった呼吸器管支梢と、袋状になった肺胞から成り立っています。

ウイルスやマイコプラズマ（病原体の一種）の感染で、気管支に炎症が起こると、せきやたんなどの呼吸器症状が出ます。**風邪の症状が治まった後もせきがしばらく続くのは急性気管支炎。90日以上せきが続く場合は一般的に慢性気管支炎が疑われます。**

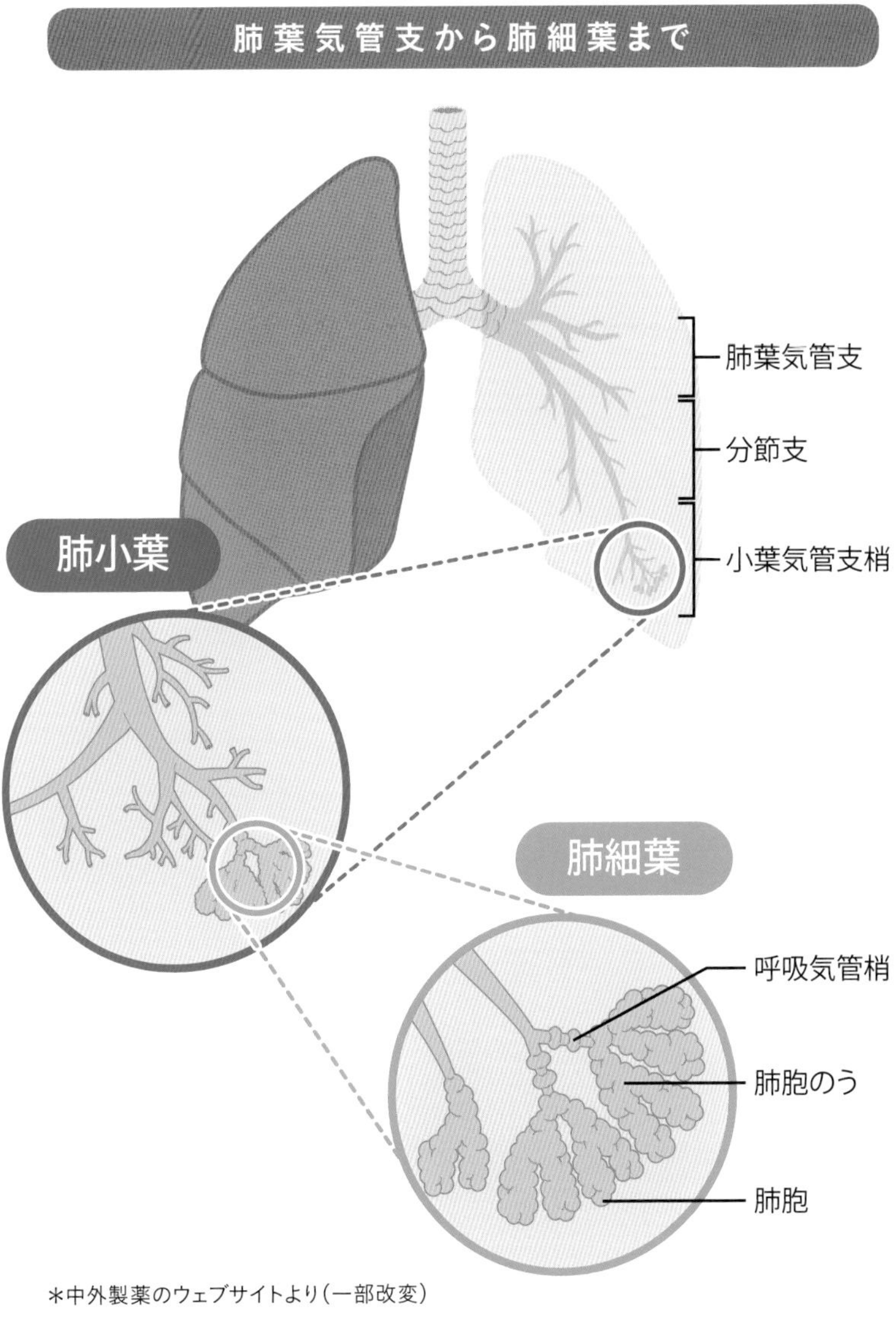

*中外製薬のウェブサイトより(一部改変)

ブドウの房の連なりに見える肺胞

枝分れした気管支が最後に到達するのが肺胞《はいほう》です。1つの肺胞は10分の1㎜くらいの大きさです。肺胞を拡大すると、ブドウの房の連なりのように見えます。

肺胞は肺に約3億個あるといわれていて、すべての肺胞を広げた面積は「テニスコート2枚分」とかつてはいわれていました。しかし現在は、肺胞を広げた面積は約70㎡ほどであるとわかりました。テニスコート1枚は100㎡なので、1枚分より少ないわけですが、それでも70㎡といえば、かなりの広さです。

肺胞の周囲には毛細血管が網の目のようにはりめぐらされていて、全身をめぐった血液が肺胞の袋の中に二酸化炭素を吐き出します。同時に肺胞の中にある酸素が血液の中に取り込まれます。

なお血管は心臓から出て行くものを動脈、戻ってくるものを静脈と呼ぶため、酸素を取り入れた新鮮な血液は肺静脈から心臓へ、二酸化炭素を多く含んだ血液は肺動脈から肺に向かいます。

肺胞と肺動脈・肺静脈

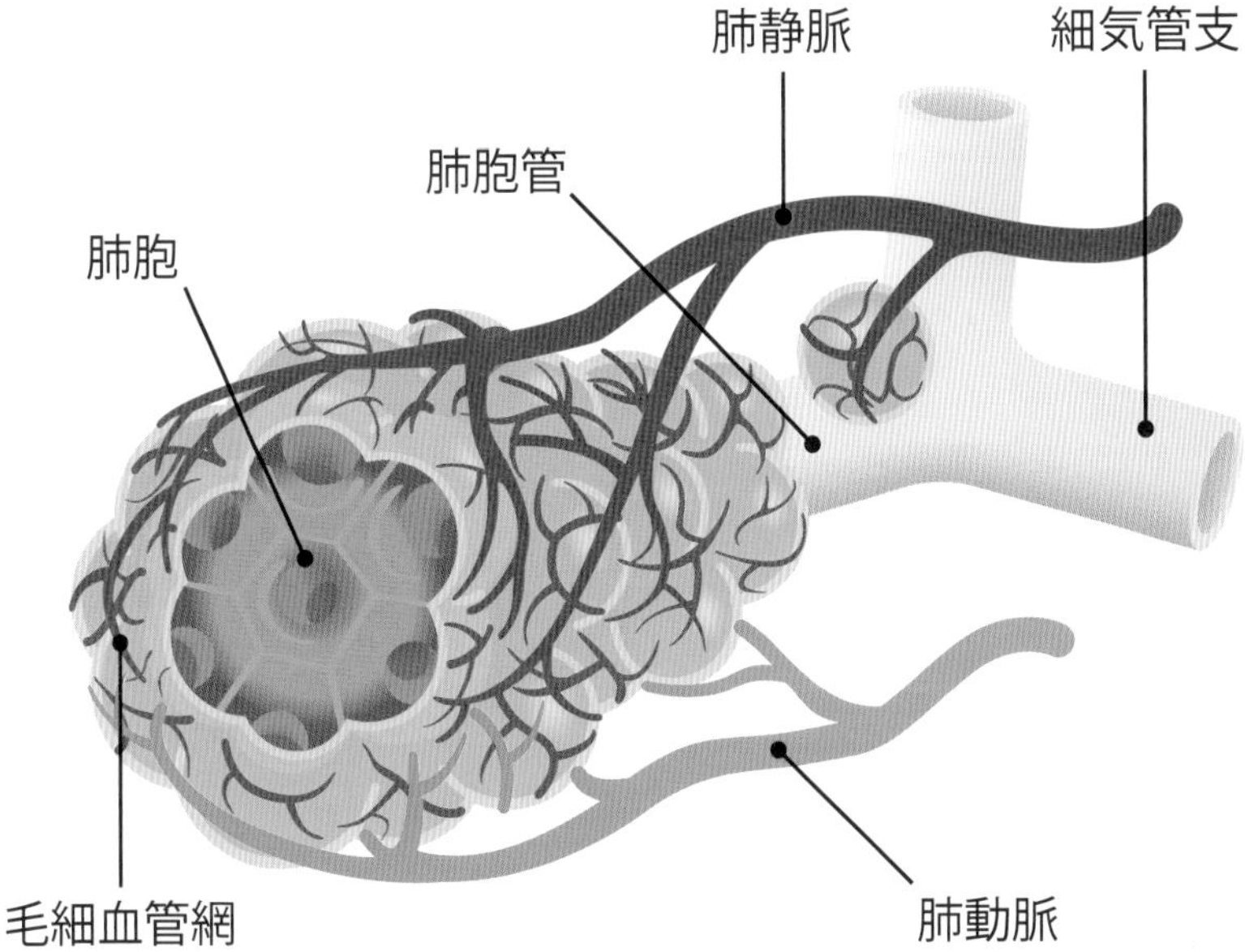

＊ウェブサイトQLIF「からだのしくみを調べる」を元に作成

肺胞がガス交換するしくみ

息を吸って空気が気管支を通り肺胞まで到達すると、間質《かんしつ》（肺胞の壁の部分）へ酸素が浸透していきます。そして、間質にある毛細血管に酸素が取り込まれます。逆に毛細血管からは二酸化炭素が間質を通過して肺胞へと運ばれ、気管支を通って体の外に吐き出されます。

ではどのようにして、酸素が血液に入り、二酸化炭素が血液から出て行くのでしょうか。

それは肺胞に届いた空気（肺胞気）と、血液中のガスには濃度の差があるからです。ガス交換は、濃度の高低によって物質が移動する「拡散」と呼ばれる現象によってなされています。**酸素は濃度の高い肺胞から濃度の低い毛細血管へ移動し、二酸化炭素は濃度の高い毛細血管から濃度の低い肺胞へと移動します。**このようにして、ガス交換が行われます。

ガス交換のしくみ

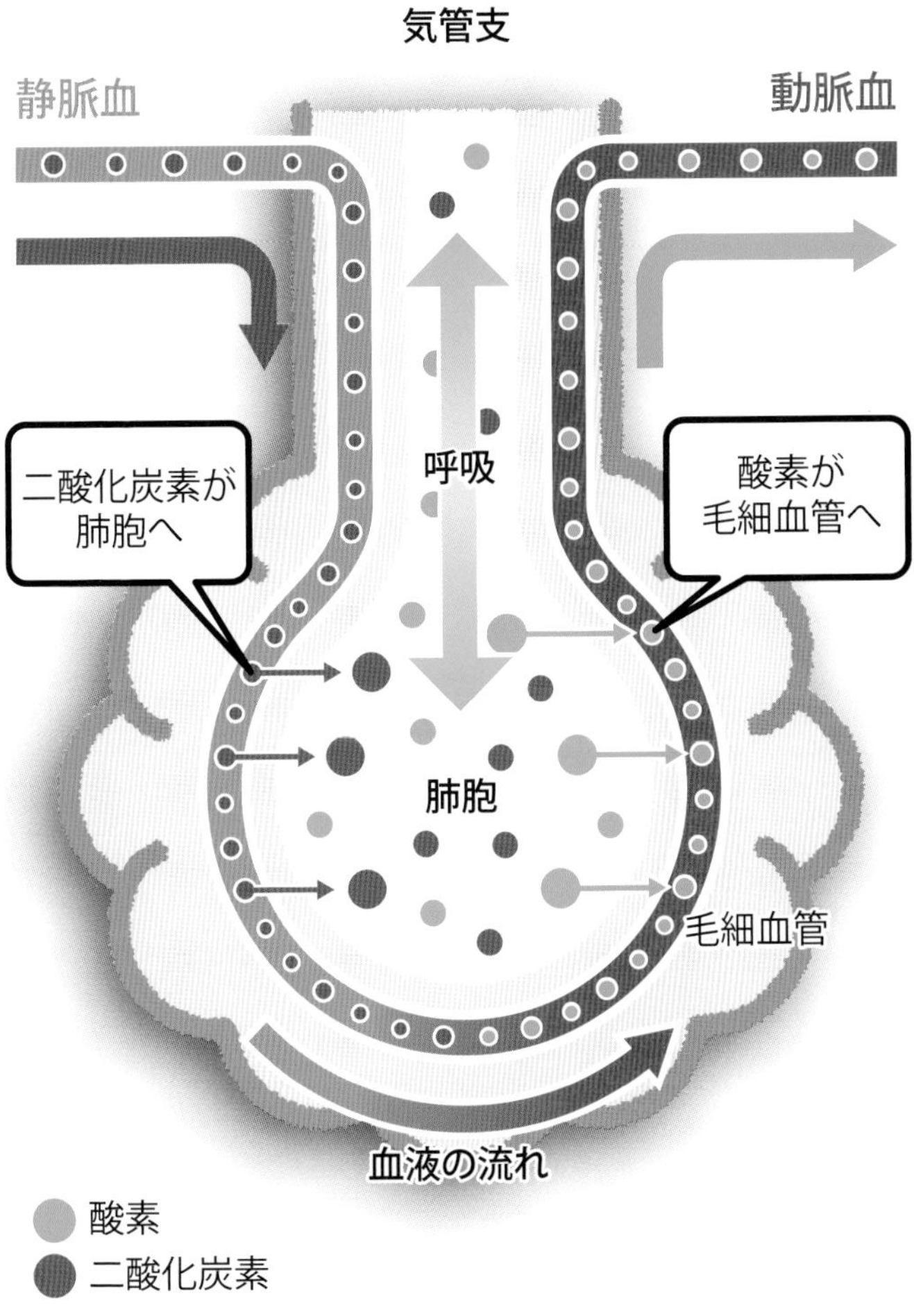

＊小林製薬のウェブサイト清肺湯Naviの図を元に作成

呼吸はどうやって行うのか？

すでに述べたように、肺はみずから動いて空気を吸ったり、吐いたりできません。肋間筋や横隔膜の動きによって呼吸しています。

安静時の呼吸運動について解説しましょう。安静時に呼吸に関与する筋肉は外肋間筋と横隔膜です。息を吸うときは外肋間筋と横隔膜が同時に収縮し、胸郭を拡げて、胸腔内を陰圧にして肺を膨らませます。逆に息を吐く時は、これらの筋肉が弛緩します。肺は膨らんだゴム風船のように自分で収縮する性質をもともと持っています。そのため胸郭を拡げる筋肉が弛緩すると、肺は自らの縮む力で収縮して自然と息を吐き出します。したがって安静時呼吸では呼気時に働く筋肉はありません。

1回の呼吸（安静時）で肺に吸い込まれる空気の量は、成人男性で400〜500㎖程度です。**人は1分間に約16回ほど呼吸をするので、成人男性なら6400〜8000㎖の空気を1分間に吸うことになります。**

呼吸のしくみ

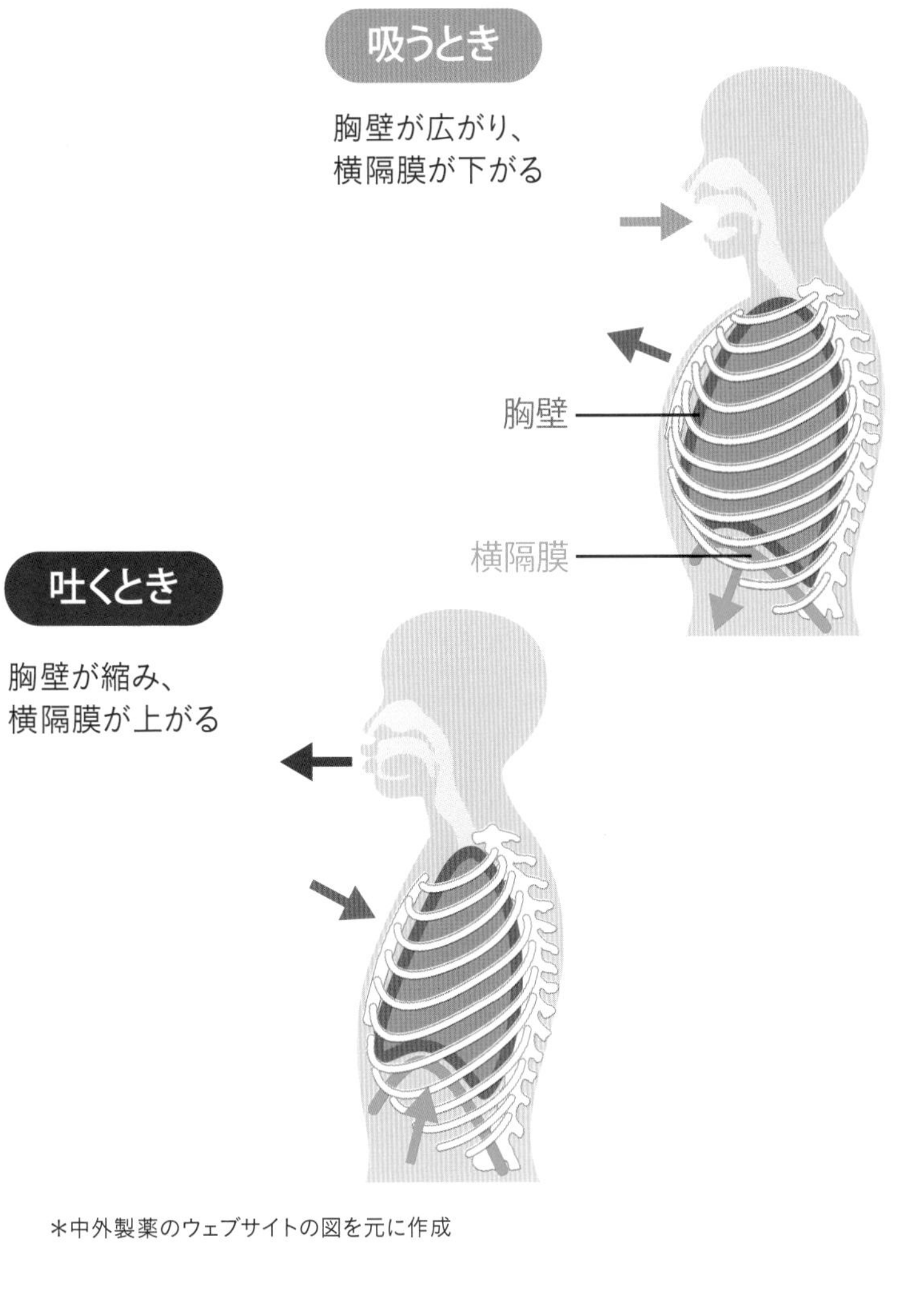

＊中外製薬のウェブサイトの図を元に作成

閉塞性換気障害と拘束性換気障害

呼吸がしづらくなる状態のことを換気《かんき》障害といいます。**換気障害には吸うのはスムーズにできるのにうまく吐き出せなくなる閉塞性換気障害と、吐くのはスムーズに行えるのにうまく吸えなくなる拘束性換気障害があります。**

慢性気管支炎と肺気腫《はいきしゅ》という病気になると、どちらも閉塞性換気障害が起こりますが、発症のメカニズムは異なります。

慢性気管支炎は、気管支が慢性的に炎症を起こした状態ですが、炎症が長く続くと気管支の粘膜が厚くなります。また炎症が続くと粘膜から分泌される粘液の量が増えて気管支にたまります。その結果、気管支が狭くなってしまいます。気管支が狭くなると、吸うときはそれでも空気の通り道がありますが、吐くときは胸腔内の圧力が高くなるため気道が更に閉塞しやすくなり、吐くことができなくなってしまうのです。

一方、肺気腫は肺胞壁が破壊されて、肺が弾力を失った状態になります。また肺胞壁の支えを失った気管支は閉塞を起こします。肺の弾力性の低下と気管支の閉塞によ

閉塞性換気障害と拘束性換気障害のイメージ

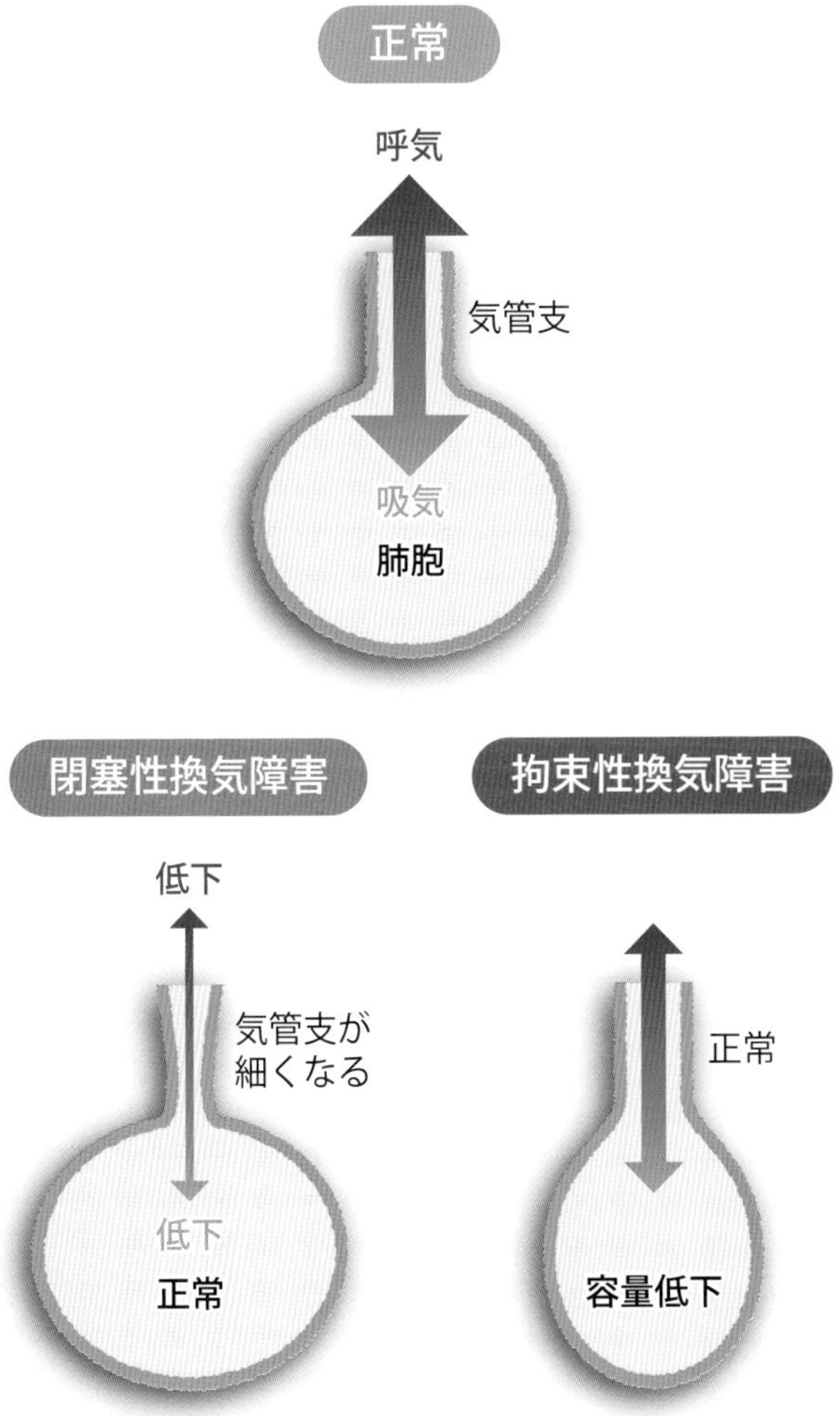

＊ウェブサイトRehatoraより(一部改変)

って、十分に空気を吐き出せなくなるのです。

慢性気管支炎や肺気腫（この２つを合わせた病名がＣＯＰＤ）の他、気管支が狭くなる病気に喘息があり、これも閉塞性換気障害を起こします。

拘束性換気障害を起こす代表的な病気には、間質性肺炎や肺結核後遺症などがあります。ここでは間質性肺炎を例に説明します。

間質性肺炎は肺胞の壁である間質が硬くなる病気です。気管支に障害がなくて空気が肺胞まで入ってきたとしても、間質が厚いとガス交換がしにくくなり、酸素が血液の中に入っていかなくなります。また硬くなった肺は広がりにくいため、吸うのが難しくなってしまうのです。

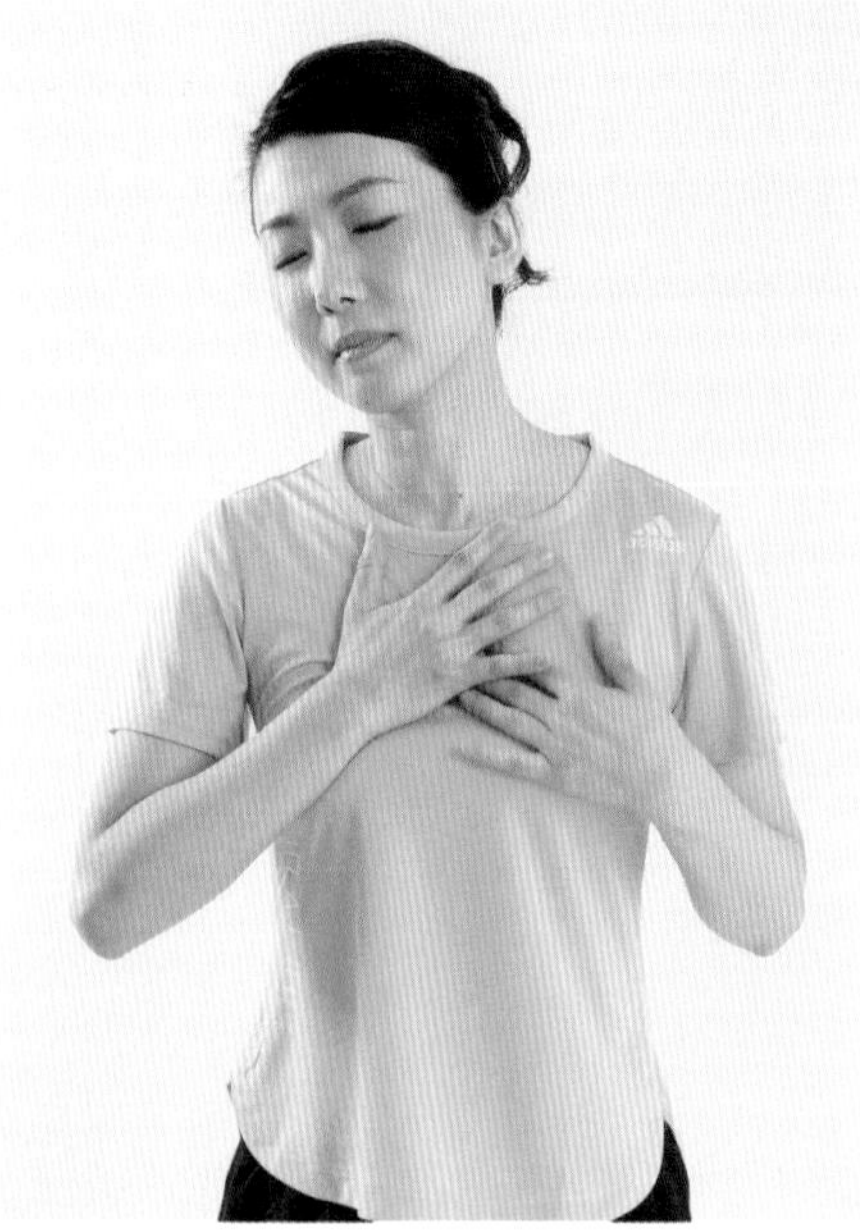

肺や気管支に炎症が起こると息苦しさなどの症状が出てくる

第2章

おもな肺の病気と治療・予防法

おもな肺の病気①　肺がん

肺がんは1年間に8万人が発症し、7万人が死亡するといわれています。現代は日本人の2人に1人ががんになる時代ですが、**肺がんは最も死亡数が多いがんです。**肺そのものから発生したがんを原発性肺がん、他の臓器にできたがんが肺に転移したものを転移性がんといいますが、通常、肺がんといえば原発性肺がんを指します。早期の肺がんは手術によって治癒できます。

しかし発見されたときは進行していることが多く、手術に放射線治療や抗がん剤治療を組み合わせても、5年生存率は20%強。肝臓がんと並んで治療が難しいがんの1つといわれています。

日本人で最も多いのは無症状のときに、がん検診や他の病気で肺のレントゲン（胸部X線）やCT（コンピュータ断層撮影法）を撮ったときに偶然見つかるケースです。肺がん検診（胸部X線と喀痰《かくたん》検査）は、企業などが加入する健保組合や、市区町村で受けられる住民検診に組み込まれています。ただCTのほうが検診の精度が高いので、最近では検診や人間ドックに、オプションでCT検診が選べるところもあります。

肺がんは必ずしも特徴的な症状を伴う訳ではありません。肺がんの種類や発生部位、進行度によって症状はさまざまです。例えば、せき、たん、倦怠感《けんたい》（だるさ）、体重減少、胸の痛みなどの症状があります。これらの症状は他の呼吸器系の病気でも見られますが、気になる症状があったら、呼吸器内科を受診しましょう。また血痰の症状があるときは、肺がんの可能性が十分に考えられるので、速やかに受診することをおすすめします。

肺がんの原因の70%はタバコ（喫煙）です。肺や気管支がタバコに含まれる発がん物質にさらされることによって、細胞に遺伝子変異が起こり、がん細胞が生まれます。がん細胞は細胞分裂を繰り返しながら増殖します。がんは1㎝くらいの大きさにならないと発見できないといわれていますが、この大きさになるのは約30回の細胞分裂が必要といわれています。

なお喫煙の他、受動喫煙、環境、食生活、放射線、薬品なども肺がんの原因にあげられています。

肺がんを含め、がんの治療中は、さまざまな感染症にかかりやすくなります。特に抗がん剤治療を行うと免疫力が低下します。治療中は、いつ頃が最も免疫力が低下しているかを医師に確認するようにしましょう。また免疫力が落ちている期間は、毎日体温を測るなど、体調管理にも気を配らなければなりません。

またこの期間は外出を控えたり、こまめに手洗いをするなど、いつも以上に注意が必要です。新型コロナウイルス対策としてマスコミなどで注意喚起されていることと同じですが、これらは感染症対策の基本です。

がん患者さんが特に注意してほしいのが食事です。例えばＷＨＯ（世界保健機関）が食品衛生に関して提唱している「食品をより安全にするための５つの鍵」も参考になると思います。

①清潔に保つ

②生の食品と加熱ずみ食品とを分ける

③よく加熱する
④安全な温度に保つ
⑤安全な水と原材料を使う

以上が5つの鍵です。特に免疫力が低下している時には感染症を防ぐために刺身や野菜サラダなどを避け、しっかり加熱調理することも大事です。
なお免疫力の低下が激しい白血病の患者さんでも、よく洗った生野菜やフルーツの摂取が可能だとする研究があります。しかしこれも、すべてのがん患者さんに当てはまるわけではありません。また海外からの報告でもあるため、日本人がよく食べる生魚や生・半熟卵、納豆などの安全性についてはよくわかっていません。

進行がんの患者さんは、がんそのものによる痛みや食欲の低下、だるさなどによって寝たきりになることがあります。また、がんの治療を受けることで体の機能が落ちたり、損なわれることもあります。特に肺がんの場合、息苦しさなど呼吸器系の機能が低下する可能性があります。

そこで患者さんの能力を引き出して、生活の質（ＱＯＬ＝クオリティー・オブ・ライフ）を向上させるのが、リハビリテーション（以下、リハビリ）です。

欧米では、一九七〇年代からがん医療の大事な一分野としてリハビリが認められてきました。リハビリによって、患者さんの回復力が高まり、以前と同じような日常生活に戻ることができることがわかっています。

日本でも最近は、がんのリハビリに取り組む医療機関が増えてきています。医学の進歩により、がんの治療成績は年々向上していますが、長期の療養ができるようになった現在、ＱＯＬを支えるがんのリハビリがますます重要になってくるでしょう。

リハビリは何か障害が起こってから受けるのが一般的ですが、がんのリハビリにも「予防的リハビリ」と呼ばれる分野があります。手術や抗がん剤、放射線治療などが始まる前、もしくは行われた直後から行うことにより、治療や後遺症などが予防できるのです。こうした予防的リハビリの考え方は、呼吸器系疾患全般にも取り入れられつつあります。

おもな肺の病気② COPD（慢性閉塞性肺疾患）

COPD（慢性閉塞性肺疾患）は、40歳以上の8・6％、約530万人の患者さんがいると推計されています。しかしその大多数は診断すらされていない未治療の状態にあると考えられています。

かつては慢性気管支炎と肺気腫という病気に分けられていましたが、現在はCOPDという1つの病気として診断や治療が行われるようになっています。**その最大の原因はタバコで、喫煙者の15～20％がCOPDを発症するといわれています。そのため、別名「タバコ病」とも呼ばれています。**

タバコの煙を吸入すると、まず肺の中の気管支に炎症が起きて、せきやたんなどの症状が出ます（慢性気管支炎）。また炎症によって気管支が狭くなるため、空気の流れが低下し、十分に息を吐くことができなくなります。第1章の最後で述べた閉塞性換気障害が起こるのです。

また枝分かれした気管支の最も奥にある肺胞が破壊され、肺気腫という状態になると、肺の酸素を取り込む働きや、二酸化炭素を排出する働きも低下します。

慢性気管支炎から肺気腫に進むと思われるかもしれませんが、COPDではこうした気管支や肺胞の変化が併存していると考えられています。そして肺胞がいったん破壊されると、治療しても元の状態に戻ることはありません。

特徴的な症状は、体を動かしたときに感じる息切れです。これを「労作時呼吸困難」といいます。最初は階段や坂道を上るときに息切れしていたのが、悪化すると平地を歩いても息切れするようになります。また慢性のせきやたんもCOPDの特徴的な症状の1つです。

さらに一部の患者さんでは、喘鳴《ぜんめい》（気管支からゼーゼーという音がする）や、発作性呼吸困難など、喘息のような症状を合併することがあります。

長期の喫煙習慣がある人で、慢性的なせきやたん、労作時呼吸困難があれば、まずCOPDが疑われます。

タバコを吸い続けると呼吸機能がどんどん悪化していくので、COPDの治療の基

正常な肺とCOPDの肺

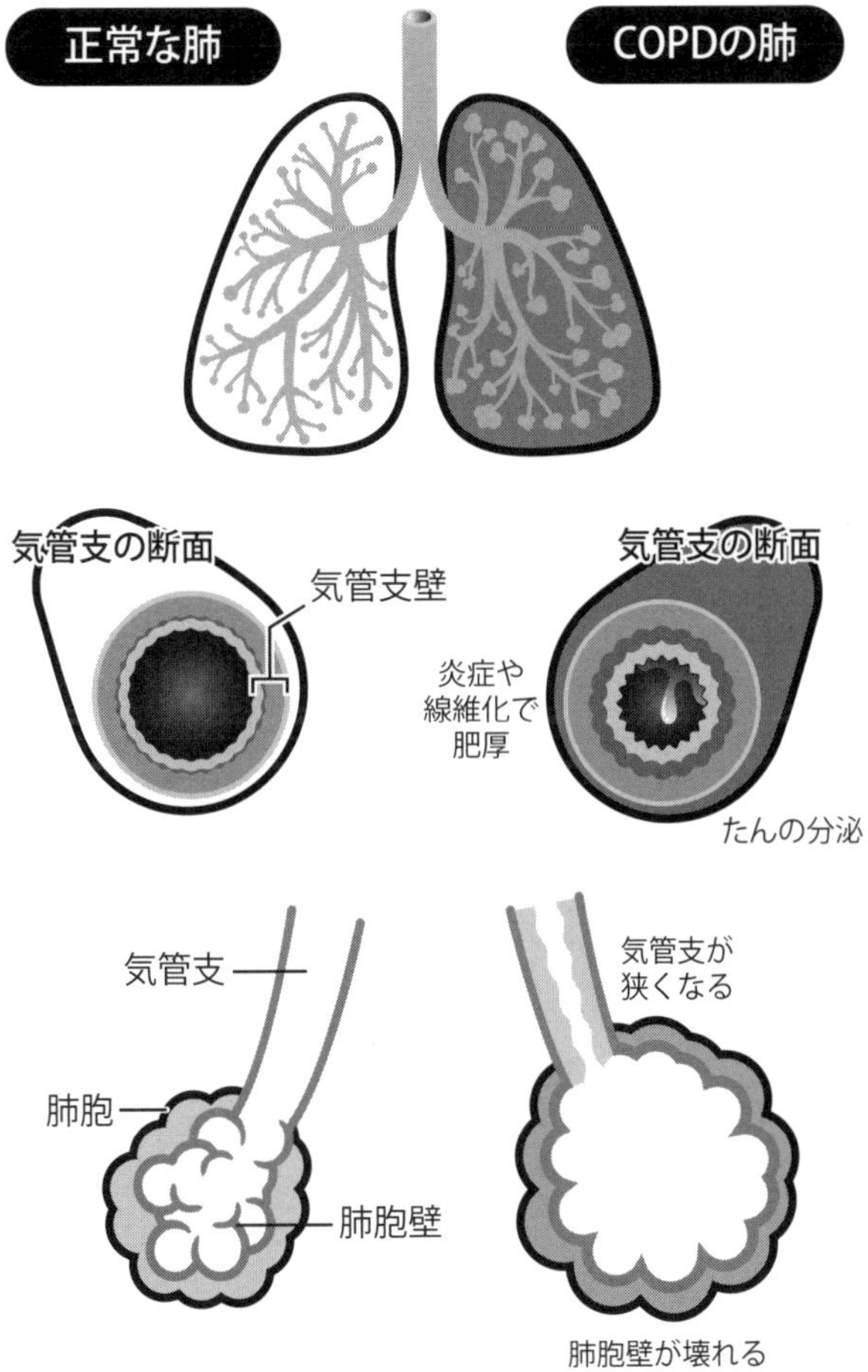

＊環境再生保全機構のウェブサイトの図を元に作成

本は「禁煙」です。

もちろんＣＯＰＤの治療には、薬も用いられます。その中心となるのは気管支拡張薬です。飲み薬と吸入薬がありますが、効果が高いことと、副作用が少ないことから、吸入薬が推奨されています。

またＣＯＰＤに喘息を合併するケースがあることが近年注目されてきており、喘息の治療と同様に吸入ステロイド治療薬を用いることもあります。

ただし副作用として肺炎を合併しやすくなる場合もあり、主治医による適切な判断が必要とされます。

ＣＯＰＤは肺だけでなく全身にさまざまな炎症を起こします。筋肉にも炎症が起こるといわれていて、進行すると栄養障害を伴いながらやせてきたり、筋力がどんどん低下したり、骨がもろくなってきます。

なお糖尿病も全身に炎症を起こすといわれていますが、ＣＯＰＤの患者さんは糖尿病を合併しやすいことが知られています。また血管に炎症を起こして、心筋梗塞を起こすこともあります。

感染症にもかかりやすくなるので、ＣＯＰＤの患者さんには、インフルエンザワクチンや肺炎のワクチン（肺炎球菌ワクチン）の接種が特にすすめられています。新型コロナウイルスはまだワクチンがありませんから、第5章で紹介している感染対策をしっかり行うことが重要です。

また最近では、呼吸リハビリテーション（以下、呼吸リハ）も推奨されるようになきました。ＣＯＰＤで破壊された肺胞は残念ながら元に戻りません。そこで残された肺の機能をできるだけうまく使えるようにする必要があります。**本書で紹介している「肺トレ」のいくつかは医療機関の呼吸リハでも用いられています。呼吸リハによって、息苦しさなどが改善されると、患者さんのＱＯＬも向上します。**

しかしこれらの治療を行っても、十分に呼吸できなくなった場合には、在宅酸素療法が必要になります。自宅に酸素を供給する機器を設置して、酸素を自宅や外出先で吸入する治療法です。外出先では小型の酸素ボンベを持ち歩いて、不足した酸素を補います。この他、肺の過膨張などがある場合、肺胞の破壊が目立つ肺の一部を切除する外科手術が行われることもあります。

おもな肺の病気③　間質性肺炎

間質性肺炎は肺胞の壁である「間質」に炎症や損傷が起こり、壁が厚く硬くなって、酸素を取り込みにくくなる病気です。肺胞の壁が厚く硬くなることを「線維化」といいます。さまざまな原因がありますが、最も多いのは原因不明の特発《とくはつ》性間質性肺炎です。原因はわからないというのが「特発性」という意味ですが、CTを撮ると特発性間質性肺炎のタイプであることはわかります。

特発性間質性肺炎の中にもいくつかのパターンがありますが、その中で1番多いのは特発性肺線維症（IPF）といって、間質性肺炎の80～90％を占めています。IPFの発症率は10万人に対し2・23人で、有病率が10万人に対し10・0人とされています。

IPFは50代の男性に多く、そのほとんどが喫煙者であることから、喫煙が危険因子の1つであると考えられています。

初期は無症状のことが多く、ある程度進行すると、体を動かしたときの息切れや乾

いたせき（たんをともなわないせき）が出てきます。間質性肺炎で起こるのは拘束性換気障害で、COPDとは逆に吸うことができなくなっていきます。

日本のIPFの患者さんの平均生存期間は、診断確定時から3～5年となっていますから、5年くらいで亡くなっていることになります。ただし患者さんによって生存期間の差は大きく、どのような経過をたどるのかも人によって異なります。

残念ながら線維化して厚く硬くなった肺は元には戻りません。病状がある程度進行する前のIPFでは、抗線維化薬（ピルフェニドンやニンテダニブ）で、線維化の進行をゆるやかにできる場合がありますが、その効果は個人差があります。

またIPF以外の特発性間質性肺炎では、ステロイド剤や免疫抑制剤を用いることもあります。

進行するとだんだん十分な呼吸ができなくなり、COPDと同じように在宅酸素療法が必要になることもあります。

風邪などの感染症をきっかけに急激に病状が悪化し、致死率が高い状態になることがあります。間質性肺炎においても、症状を悪化させないために、手洗いを始めとする感染症対策がとても大事です。COPDと同様、肺炎球菌やインフルエンザのワクチン接種を受けておくことも推奨されています。

この他、間質性肺炎にはリウマチなどの膠原《こうげん》病に合併するものや、アレルギーによって起こる過敏性肺炎、薬などの副作用で起こる薬剤性肺炎などがあります。

膠原病とは、本来は外から体内に侵入する病原体から体を守るはずの免疫に異常が起こって、自分の体を攻撃してしまう病気の総称です。よく知られている病名に、関節リウマチや全身性エリテマトーデス、シェーグレン症候群などがあります。

膠原病は関節や皮膚、腎臓、骨、筋肉などに変化が起こりますが、肺にも変化が起こることがあります。この変化を「膠原病肺」といいますが、中でも頻度が高く最も注意しなければならないのが間質性肺炎です。

症状が出てくる順番としては、関節や皮膚などの変化が起こった後で肺の変化が出てくることもあれば、その逆で、肺の変化が先に起こることもあります。

進行すると、息切れなどの症状が出てくるので治療が必要になります。ですから、膠原病の患者さんは間質性肺炎の合併に注意する必要があります。

過敏性肺炎は、肺胞や最も細い細気管支の内部や周辺に発生する炎症で、ウイルス

間質性肺炎の進行図

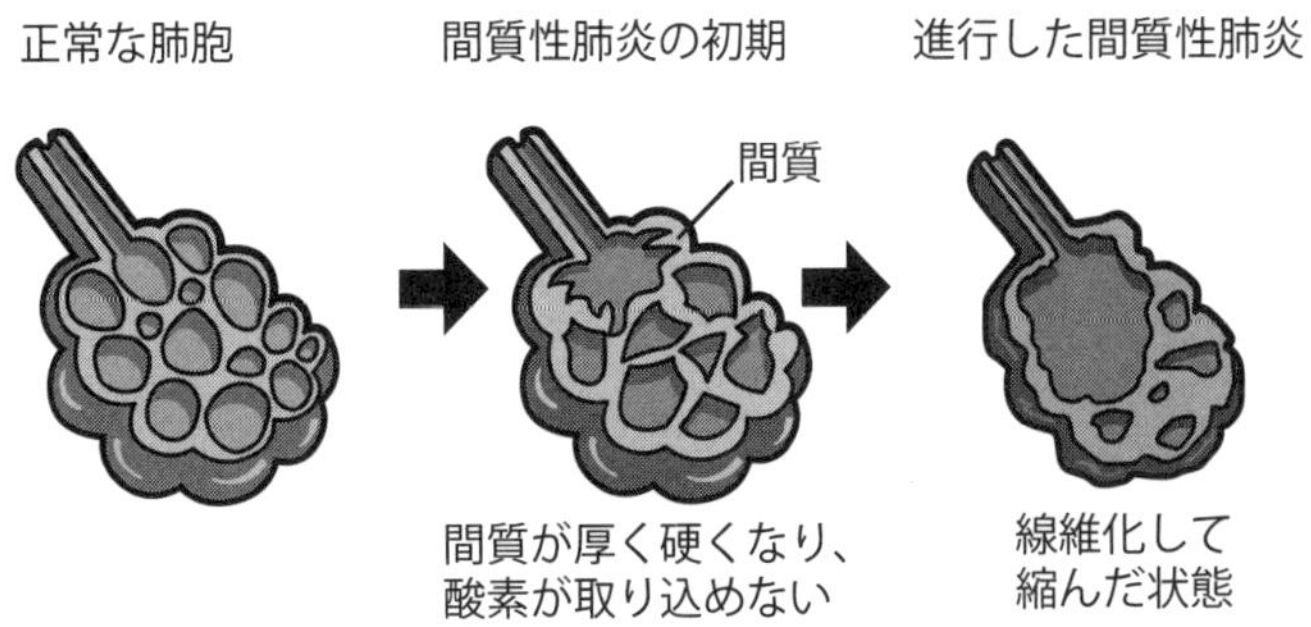

肺

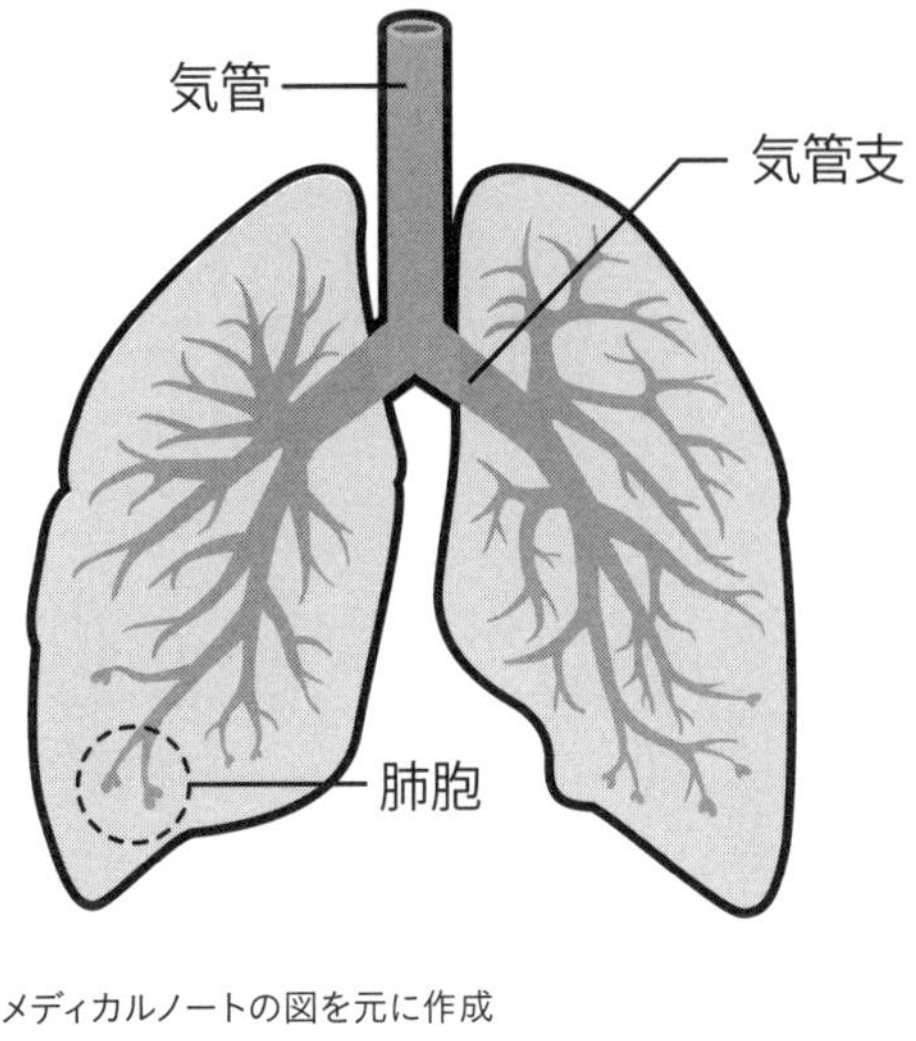

＊ウェブサイト、メディカルノートの図を元に作成

や細菌ではなく、カビやほこりなどのアレルゲン（アレルギーの原因物質）を繰り返し吸い込んだことによるアレルギー反応が原因で起こります。人によっては、羽毛布団がアレルゲンとなることもあります。

症状は息切れ、せき、発熱などですが、通常はアレルゲンを避ければ改善します。しかし、アレルギー反応だと知らずに、長期間そのままにしておくと、炎症が慢性化し、特発性間質性肺炎と同じように、肺胞の壁がどんどん硬くなっていきます。

薬剤性肺炎は、文字通り薬剤が原因で起きる間質性肺炎です。原因となる薬剤の報告は処方薬、市販薬問わずこれまでに数百種類報告されています。症状や咳、発熱、倦怠感など一般的な肺炎にも見られる症状と同じで、病院で検査をしても区別が難しいことがあります。特に新たに薬を飲み始めてこれらの症状を認めるようになった場合には、服薬を中止して受診した際に、そのことをよく医師に伝えてください。また最近は、健康食品や漢方、サプリメントなどによる間質性肺炎も報告されているので十分注意してください。

なお、アスベスト（石綿）の被ばくでも、肺がんや胸膜中皮腫の他、間質性肺炎を起こすことがわかっています。

おもな肺の病気④　喘息

喘息《ぜんそく》（気管支喘息）は、肺胞ではなく気管支に炎症が起こって呼吸困難になる病気で、小児発症と成人発症があります。

日本では子どもの8〜14%、成人では9〜10%が喘息といわれています。また高年齢で発症する人もいます。

火事に例えると、気管支の炎症はボヤ程度から始まりますが、さまざまな刺激により気管支が敏感になると、気管支が急に狭くなって息が吐けなくなり、一時的に大火事（喘息発作）になってしまうのです。

ボヤの原因はダニやハウスダスト、ペットのフケや毛、カビなどのアレルギー反応であることが多いのですが、アレルゲンが特定できないことも珍しくありません。

症状としては、発作的にせきやたんが出たり、気道から「ゼーゼー」とか「ヒューヒュー」という音が出て息苦しくなります。この音のことを「喘鳴」といいます。喘息で起こるのはＣＯＰＤと同じ閉塞性換気障害です。吸うことはできますが、気管支が狭くなっているので、十分に吐くことができません。そのため、吐く息の終わりに「ヒュー」と音がするのです。

また喘息が重症化すると喘息発作を起こしますが、喘息発作は夜間や早朝に出やすいのが特徴です。

しかし喘息を発症しても、喘鳴が認められない人もいれば、発作を起こさない人もいます。**そこでもう1つ注意してほしいのが、長引くせきです。例えば、風邪の後のせきが長引くとか、夜になると悪化するせきなどは喘息の可能性があります。**

喘息が疑われる場合は、呼吸器内科を受診してください。呼吸器内科では吐いた息の中の一酸化窒素（NO）の濃度などを測定します。NOの数値が高い場合は、アレルギー性の炎症が起きていると言えます。逆に数値が低い場合は喘息ではなく、COPDの可能性もあるので、この検査が参考になります。

また肺活量や、1秒間にどれくらい吸った息を吐けるかも検査します。さらに血液検査でアレルギー体質なのかどうかを検査することもあります。通常は胸部X線も撮りますが、喘息では肺に影が出ることはありません。患者さんの病状をよく聞き、さ

気管支炎と喘息の違い

気管支炎

ウイルスや細菌感染による気管支粘膜の障害

粘膜や内膜の浮腫により湿ったせきやたん、呼吸困難が出る

喘息

アレルギーによる気道粘膜の腫れ・粘液栓が形成される

気道の狭窄のために呼吸困難になる

せき

- たんがからむ → 微熱 → 気管支炎
  ＊あくまで目安
- たんがからむ → 高熱 → 肺炎
- ゼーゼー呼吸困難 → 喘息

鼻水

- 青ばな → 鼻風邪、副鼻腔炎
- 透明な鼻水 → アレルギー性鼻炎

＊くらしげ小児科（山口県防府市）のウェブサイトを参考に作成

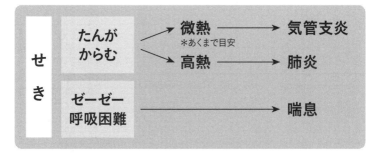

らにこれらの検査を行って、呼吸器内科では喘息かどうかを診断するのです。**呼吸器専門医でないと、これらの設備は持っていないことが多いでしょう。また検査ができたとしても、専門医でなければ数値の正確な解釈は難しいと思われます。呼吸器内科を掲げているクリニックや医院は、都市部では見つけやすいのですが、地方ではまだ数が少ないのが現状です。**

しかし喘息はもちろん、肺の病気が疑われる人は、なんとか呼吸器内科を探して受診してください。ちなみに、普通の内科では、実際は喘息でも「気管支炎」と診断されることもあるかもしれません。

喘息の症状は自然に治まることもあります。しかし気管支のボヤはまだ続いているので、また発作が起こる危険性があります。またボヤが長期にわたって続くと、気道が硬く狭くなり、元に戻らなくなることもあります。

このボヤを消すのが吸入ステロイド治療薬です。「ステロイド」と聞くと副作用の心配をする人がいますが、吸入ステロイドは血液中にはほとんど吸収されないので安全性が高く、重篤な副作用はほとんど心配ありません。吸入のしかたや注意事項については、医師や薬剤師が詳しく教えてくれるので、それをきちんと守ってください。

なお喘息の吸入ステロイド治療薬には、気管支拡張薬が配合されているものもあり、気管支を拡張することで、狭くなった気管支を広げて呼吸を楽にします。そしてステロイドが気管支のボヤ（炎症）を鎮めてくれるのです。


なおアレルゲンが何かわかっている場合は、それらを避けます。例えば猫の毛がアレルゲンであれば、猫に触らないようにしなければなりません。

また喫煙も喘息の症状を悪化させる因子の1つと考えられているので、タバコを吸っている人は必ず禁煙がすすめられます。

新しい治療法として、アレルギー性の喘息に対し、アレルギー症状を抑える注射薬が複数登場しています。アレルギーにはIgE（アレルギー反応を起こす抗体）や免疫細胞の1つである好酸球などが大きく関わっていますが、これらの注射薬はそれぞれIgEや好酸球の働きを打ち消す作用があります。すでに一部保険適用になっていますが、専門医が使用すべき薬剤です。効果には個人差がありますが、人によっては劇的な改善がみられることもあります。

その他の病気① 結核

かつては「国民病」と呼ばれていましたが、結核の患者数は減少しています。しかし2014年に新たに発見された患者数は、1万9615人で先進国の中では多いほうです。また大都市に多い傾向があります。

原因は結核菌による空気感染です。食器などから接触感染することはまずありません。感染しても発病する人は10％程度で、多くの人は感染に対する免疫ができます。しかしその後、高齢になったり、免疫力が落ちたときに発病することがあります。

症状はせきやたん、血たんの他、倦怠感、発熱、寝汗、体重減少などが起こることもあります。せきやたんが出る場合、他人にうつす危険性があります。**2週間以上のせきが続き、血たんがある場合は呼吸器内科を受診してください。**

結核と診断されたら、抗結核薬の内服治療を行います。**治療には6カ月以上かかりますが、途中でやめると薬剤耐性結核菌となり、薬が効かなくなります。治療を最後まで続ければ治る病気です。**ただし確率は低いものの、再発することがあります。

その他の病気② 気胸

気胸《ききょう》は、肺を包んでいる胸膜腔の中に空気がたまる病気です。発症すると息を吸っても肺が広がって、呼吸がうまくできなくなります。最も多いのは自然気胸で、10〜**30代のやせ形の男性に多くみられます。**

自然気胸は多くの場合、肺の上のほうにできる空気のたまった袋（ブラ）が破れて、肺の表面に穴が開き、肺の空気が胸膜腔《きょうまくくう》に入ることが原因です。その他の原因で、肺の表面に穴が開いたり、外傷で胸壁に穴が開いて発症することもあります。

最も多い症状は、突然胸が痛くなって息苦しくなることです。肺に開いた穴が小さく軽度の気胸は安静のみで改善しますが、胸膜腔内の空気が多い場合は、胸の外からチューブを入れて空気を抜く必要があります。それでも空気のもれが止まらない場合は、手術で穴を塞ぐこともあります。

自然気胸は適切な治療をすれば予後が良好ですが、再発することがあります。過去に複数回気胸になった人は、過度な運動を避けた方が良いケースもあります。

番外編① 誤嚥性肺炎

誤嚥《ごえん》性肺炎は死亡率が高く、日本人の死亡原因の上記にランクインしている病気の1つです。死亡原因の1位から7位までを並べると、がん（27・4％）、心疾患（15・3％）、脳血管疾患（7・9％）、肺炎（6・9％）、不慮の事故（3・0％）、誤嚥性肺炎（2・8％）となっています（厚生労働省『平成30年（2018）人口動態統計月報年計（概数）』より）。

7位の誤嚥性肺炎は高齢者の発症率が非常に高い病気の1つです。また3位の老衰も、その一部は誤嚥性肺炎かもしれません。なぜかというと、肺炎の正確な診断にはCTの画像診断が必要です。死亡後に肺のCTを撮って肺の画像を見なければ肺炎と診断することができないケースもあり、医師による死亡診断書に「老衰」と書かれていても、実際は肺炎である可能性もあるかもしれません。ただしその場合も広い意味での「老衰」であることは事実です。

呼吸器の病気は呼吸器内科医が担当するのが基本ですが、入院患者の誤嚥性肺炎は他科の先生が診ることも珍しくありません。そこで誤嚥性肺炎については番外編扱い

主な死因の構成割合（2018年）

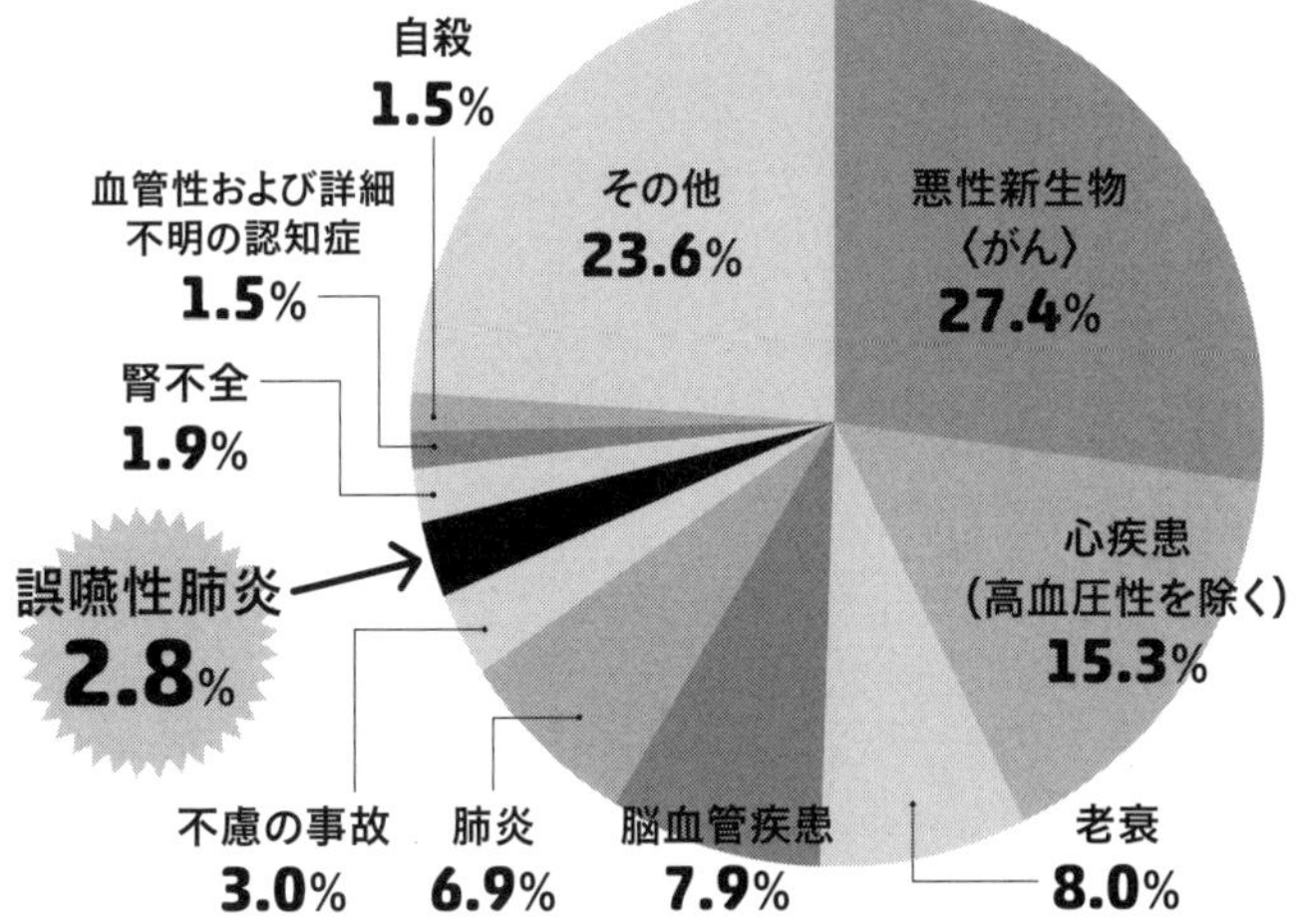

＊厚生労働省「平成30年(2018)人口動態統計月報年計(概数)の概況」より作成

としました。

さて食べ物を飲み込む働きのことを「嚥下《えんげ》」といいます。そして食べ物が食道ではなく、誤って気管に入ってしまうことを「誤嚥」といいます。**加齢とともに嚥下機能は低下する人が多いため、誤嚥が起こりやすくなります。**このとき食べ物や飲み物、唾液などと一緒に細菌が気管に入ってくることによって、肺炎を発症するのが誤嚥性肺炎です。

誤嚥性肺炎は嚥下機能が低下した高齢者や、パーキンソン病などの神経疾患、寝たきりの患者さんに多く発症します。

誤嚥性肺炎を起こす細菌には肺炎球菌や、口腔内の常在菌である嫌気性菌《けんきせい》（酸素を必要としない細菌）が多いとされています。口腔内の常在菌とは、口の中にすみつく細菌のことです。

高齢者や神経疾患などで寝たきりの患者さんは、歯みがきなどの口腔ケアが十分できないため、口腔内に肺炎の原因となる細菌が繁殖しやすくなります。さらに高齢者や寝たきりの患者さんは、せき反射が弱くなるため、誤嚥を防ぐ反射機能も衰えています。

その結果、口腔内にいる肺炎を起こす細菌が気管から肺へと吸い込まれ、肺炎を発症します。

また高齢者や寝たきりの患者さんは、免疫力も低下しているので、重症化しやすいのです。

肺炎の典型的な症状には、発熱やせき、膿のようなたんがあります。しかし誤嚥性肺炎では、なんとなく元気がない、食欲がない、のどがゴロゴロ鳴る、といった症状

だけが出てくることがあります。

明らかに誤嚥だとわかる場合や、嚥下機能の低下がわかっている人の場合は、胸部X線や胸部CTなどで肺の画像を撮り、炎症があるかどうかを確認すれば診断することができます。

治療には抗菌薬が用いられます。呼吸状態や、その他の状態がよくない場合は、入院して治療を行います。また血液中の酸素が低酸素状態になっている場合は、酸素吸入を行います。

さらに嚥下機能に悪影響をおよぼす薬を内服していないかをチェックし、その上で嚥下反射を改善する効果が確認されている薬剤の処方を検討することもあります。

いったん治癒しても、慢性的に繰り返し発症することが珍しくないので、口腔ケアを徹底したり、誤嚥を防ぐリハビリを行って再発を予防します。

誤嚥性肺炎が全て肺炎球菌によって引き起こされるわけではありませんが、いずれにしても高齢者は肺炎球菌ワクチンは必ず受けておくようにしましょう。

肺炎球菌ワクチンは、65歳から5年おき（最低5年以上は間隔をあける）に受けることがすすめられています。

番外編② エコノミークラス症候群（肺血栓塞栓症）

厳密にいうと循環器領域の病気ですが、肺に症状が出るので紹介しておきます。座席が狭い航空機の普通席（エコノミークラス）などに長時間座っていると下肢の静脈内の血液循環が滞り、血栓（血のかたまり）ができやすくなります。血栓は血液の流れに乗って肺に達し、大きな血栓が肺動脈を塞いでしまうと、肺が酸素を取り込めなくなったり、心臓から血液を押し出せなくなります。これが**肺血栓塞栓《そくせん》症**で、**突然死の原因にもなります。**突然、息切れがしたり、胸が痛くなったり、せきが出るといった症状がよくみられます。下肢のむくみや痛みが先行して、それから呼吸器の症状が出ることもあります。また意識障害や心停止が最初に起こることもあります。

肺血栓塞栓症で最も有名なのがエコノミークラス症候群ですが、他に大きな手術の後や、寝たきりになると発症しやすくなります。

また高齢者が自宅で座りっぱなしの生活を続けていると、それだけでも脚の血管に血栓ができて肺血栓塞栓症を起こすことがあるので注意しましょう。

第3章

肺を老化させない生活習慣

運動不足で肺機能の老化が進む

呼吸するためには肺を動かさなければなりません。しかし第1章でお話したように、肺はみずから動くことはできません。肺を動かしているのは、肋骨と肋骨の間にある肋間筋《ろっかんきん》と横隔膜《おうかくまく》です。横隔膜には「筋」という言葉がありませんが、解剖学的には筋肉の1つです。この2つの筋肉は「呼吸筋」とも呼ばれます。

肺のおもな病気の1つであるCOPDが進行すると、全身の筋力が衰えていくことが知られています。当然ながら呼吸筋も衰えます。呼吸筋が衰えると、より呼吸しづらくなります。

そこで呼吸を楽にするために、呼吸法のトレーニングなどが行われているのですが、それだけでは十分ではありません。大事なのは全身の筋肉トレーニング（筋トレ）なのです。

中でも大事なのは太ももの筋肉です。太ももの筋肉は、全身を支える筋肉なので、衰えると動けなくなります。そして動かないでいると、太ももの筋肉はさらに衰えます。

また動かない生活を続けていると、太もも以外の筋肉も衰えます。上半身の筋肉である呼吸筋もますます衰えていくのです。

この負の連鎖を改善するため、COPDで筋力が低下した患者さんには、私は太ももの筋トレを推奨しています。

医療や介護の現場で使われるADL（日常生活動作）という言葉があります。日本リハビリテーション医学会はADLを「ひとりの人間が独立して生活するために行う基本的な、しかも各人とともに共通に毎日繰り返されている一連の身体動作群」と定義していますが、COPDが進行すると、少し動いただけで息苦しくなるため、着替えや入浴、トイレに行くのさえもつらくなります。

また、ものを飲みこむときは呼吸を一瞬止めなければならないので、食事をするのもつらくなります。洗顔も同様で、呼吸を止めないと顔を洗うことができません。そのたびに激しい息苦しさを感じるのです。

こうした患者さんに太ももの筋トレを指導すると、ADLが改善し、それまで苦しくてできなかった日常の動きが楽になることが明らかにされています。これについては、第5章で詳しく説明します。

肺の病気がない人では、筋力の衰えが直ちに肺の機能の衰えにつながるわけではありません。しかし筋力の衰えをそのままにしていると、結果的に肺の病気になりやすくなる危険性はあります。

例えば、前章で紹介した誤嚥性肺炎の原因の1つに、のどの飲み込む筋肉(嚥下筋)の衰えがあります。

また呼吸筋が衰えれば、体の中に十分な酸素が入ってこなくなるため、感染症を発症したとき、重症化の危険性が高くなることも考えられます。

そこで私が今心配しているのは、新型コロナウイルスの影響で多くの人々が運動不足におちいっていることです。比較的若い人からも、運動不足による「コロナ太り」という言葉が聞かれますが、より深刻なのが高齢者です。

新型コロナウイルスの感染対策のために、2020年4月7日の緊急事態宣言から、東京都の場合は3月下旬から、ステイホームが要請され、人々は外出を避けるようになりました。

さらに5月下旬に宣言が解除されて以降も、感染リスクを考えて高齢者の中にはステイホームを続けている方が少なくないと聞きます。自宅にずっといることによって、高齢者の筋力低下が進んでいる可能性があるのです。

家にこもりきりで、歩かないでいると、太ももの筋肉が使われないため、知らないうちに筋肉がやせ細っていきます。久しぶりに歩いたときに、歩くのがつらいと感じられたら要注意です。

1回失われた太ももの筋肉を取り戻すのは簡単ではありません。屋外のソーシャルディスタンスが十分とれる場所で散歩をするのは問題ないので、散歩に出かけるなどして、筋力低下を起こさないようにすることが大事です。筋力低下を防ぐことは、結果的には肺の老化を防ぐことにもつながるのです。

それでも、外には出たくないという人には、家の中でできる運動を始めましょう。ちなみに、本書のカラーページにある「肺トレ」は、すべて自宅でできるものばかりです。特にスクワットは太ももの筋力アップにとても効果的な運動なので、ぜひ取り入れてほしいと思います。

タバコを吸っている人はやめる

タバコは「百害あって一利なし」といわれますが、特に影響があるのが肺です。事実、肺の病気のほとんどは、喫煙の習慣があると発症しやすく、また悪化しやすいことがわかっています。

まず肺がんは喫煙によって発症リスクを高めることがわかっています。肺がん全体に対して、**タバコを吸う人は吸わない人に比べて、男性は約4・8倍、女性は約3・9倍もリスクが高まるといわれています。**

次にCOPDの死亡率も、タバコを吸わない人を1とすると、1日1〜14本吸う人で約24倍となり、1日の喫煙本数が多いほどリスクが高まるといわれています。

1日の喫煙本数が多いと、肺がんのリスクはさらに上昇します。喫煙指数というものがありますが、これは1日の本数と、これまでの喫煙年数から次のように計算します。現在、タバコを吸っている人は自分の喫煙指数を計算してみるとよいでしょう。

喫煙がCOPDによる死亡リスクに及ぼす影響（女性）

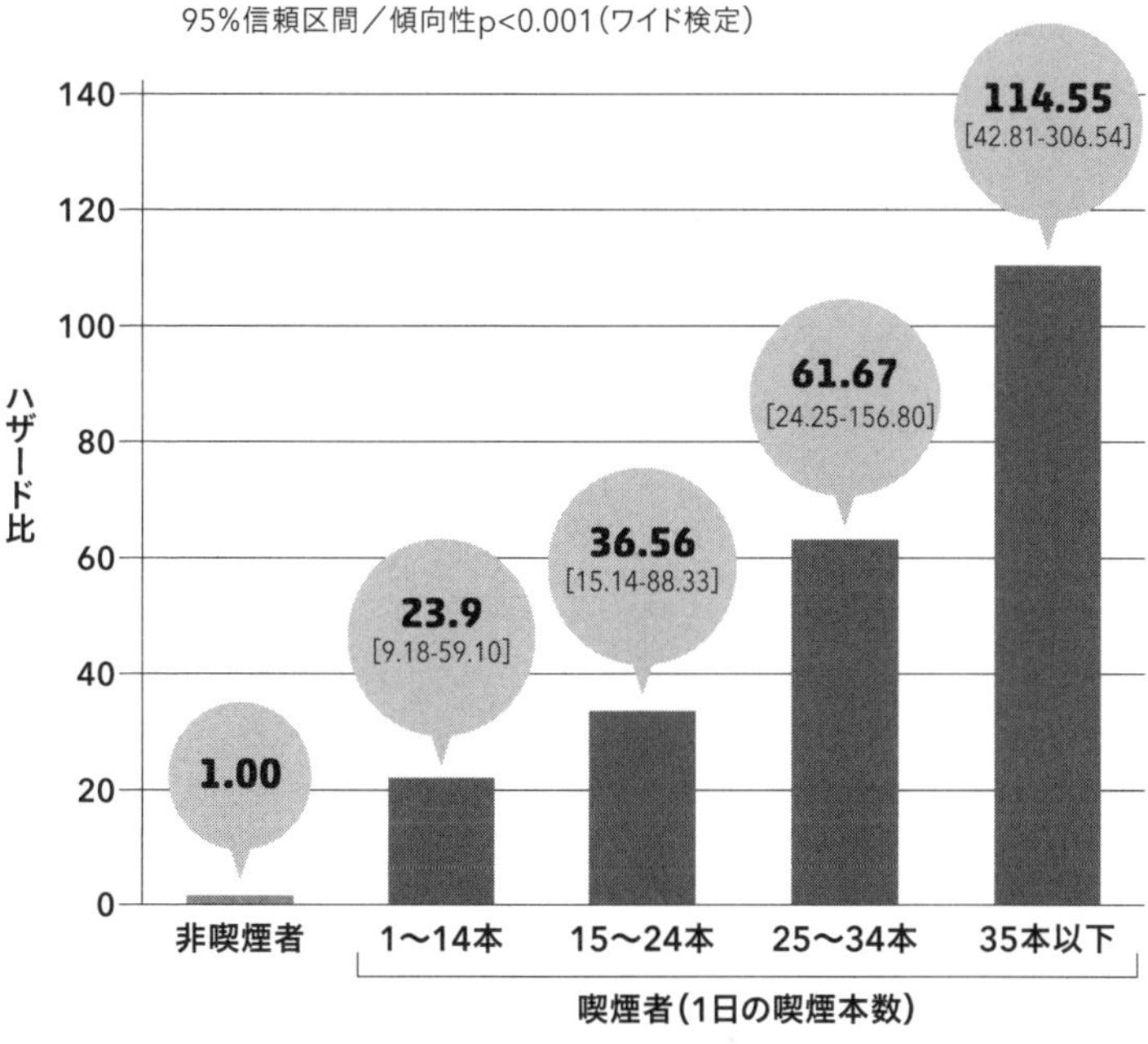

対象：米国人女性10万4,519例（30〜55歳）
方法：1980年〜2004年まで追跡調査し、喫煙および禁煙と死亡率の関連についてコホート調査を実施。ハザード比はCox比例ハザードモデルにより算出。年齢（月）、追跡調査期間、高血圧の既往歴、糖尿病、コレステロール値、BMI、18歳時からベースライン時点（1980年）までの体重変化、飲酒量、身体活動度、過去の経口避妊薬の使用経験、閉経の有無、閉経後女性ホルモン補充療法の経験、親の60歳未満における心筋梗塞の既発作歴、タバコを吸い始めた年齢により調整

Kenfield, S. A. et al.：JAMA 299(17)：2037, 2008 より作図
＊すぐ禁煙.jp（ファイザーのウェブサイト）より

喫煙指数＝1日に吸うタバコの本数×喫煙している年数

例えば、**1日1箱（20本）を20歳から40歳まで吸い続けた人の喫煙指数は、20×20＝400で、喫煙指数は400になります。この指数が400以上で肺がんのリスクが上がり、さらに700を超えると、COPDや肺がんや喉頭がんのリスクも数十倍にも上がるといわれています。**さらに女性はそれよりも低い値で危険となるともいわれています。

しかしタバコをやめれば、その後も吸い続けた場合よりも肺がんのリスクが低下することがわかっています。

禁煙により肺がんによる死亡リスクも下がります。タバコを吸わない人を1とした場合、タバコを吸う人の肺がん死亡リスクは4・71倍ですが、禁煙すると4年未満で3・99倍、10～14年で1・87倍までリスクが低下します。**さらに15年以上禁煙すると、タバコを吸わない人とほぼ同じくらいにまで死亡リスクが下がります。60代でタバコをやめても、肺がんによる死亡リスクは低下するともいわれています。**

禁煙するのに遅すぎるということはないのです。

そして喘息もタバコが発症要因の1つと言われています。悪化要因にもなり、喫煙習慣のある喘息の患者さんは、そうでない人に比べて、より呼吸機能が低下することがわかっています。またタバコを吸い続けていると、喘息の治療薬の効果を弱めることも報告されています。

しかしこうした患者さんでも禁煙すれば、タバコを吸い続ける人に比べて呼吸機能は回復するといわれています。喘息の人も禁煙したほうがよいのです。

ちなみに、お酒は肺の病気にどんな影響があるのかというと、実はよくわかっていません。これはお酒に関するデータがないからで、必ずしもお酒が肺に悪影響を与えないという意味ではありません。

なお、禁煙治療を行う際には飲酒がタバコを連想させることもあるため酒席に注意するよう伝えることが一般的です。そのことからも喫煙率と飲酒率はある程度相関する可能性があります。

禁煙する人が減っている

ＪＴ（日本たばこ産業）の「２０１８年全国たばこ喫煙者率調査」によると、成人男性の平均喫煙率は27・８％でした。ピーク時の１９６６年の83・７％と比較すると、この50年間で56ポイントも減少したことになります。

年代別では、喫煙率が急激に減少しているのは60歳以上で21・３％ですが、30代から50代はまだ35％前後にとどまっています。中でも１番高かったのは40代で、35・５％でした。

それでもピーク時に比べるとずいぶん減少したという印象がありますが、**諸外国と比べると、だいぶ高い状況にあり、現在も約１４００万人が喫煙していると推定されています。**

一方、成人女性の平均喫煙率は８・７％で、ピーク時より減ってはいるものの、最近はほぼ横ばいです。成人女性で喫煙率が一番高いのは40代の13・６％で、最も低いのは60歳以上の５・４％でした。

日本人の喫煙率の推移

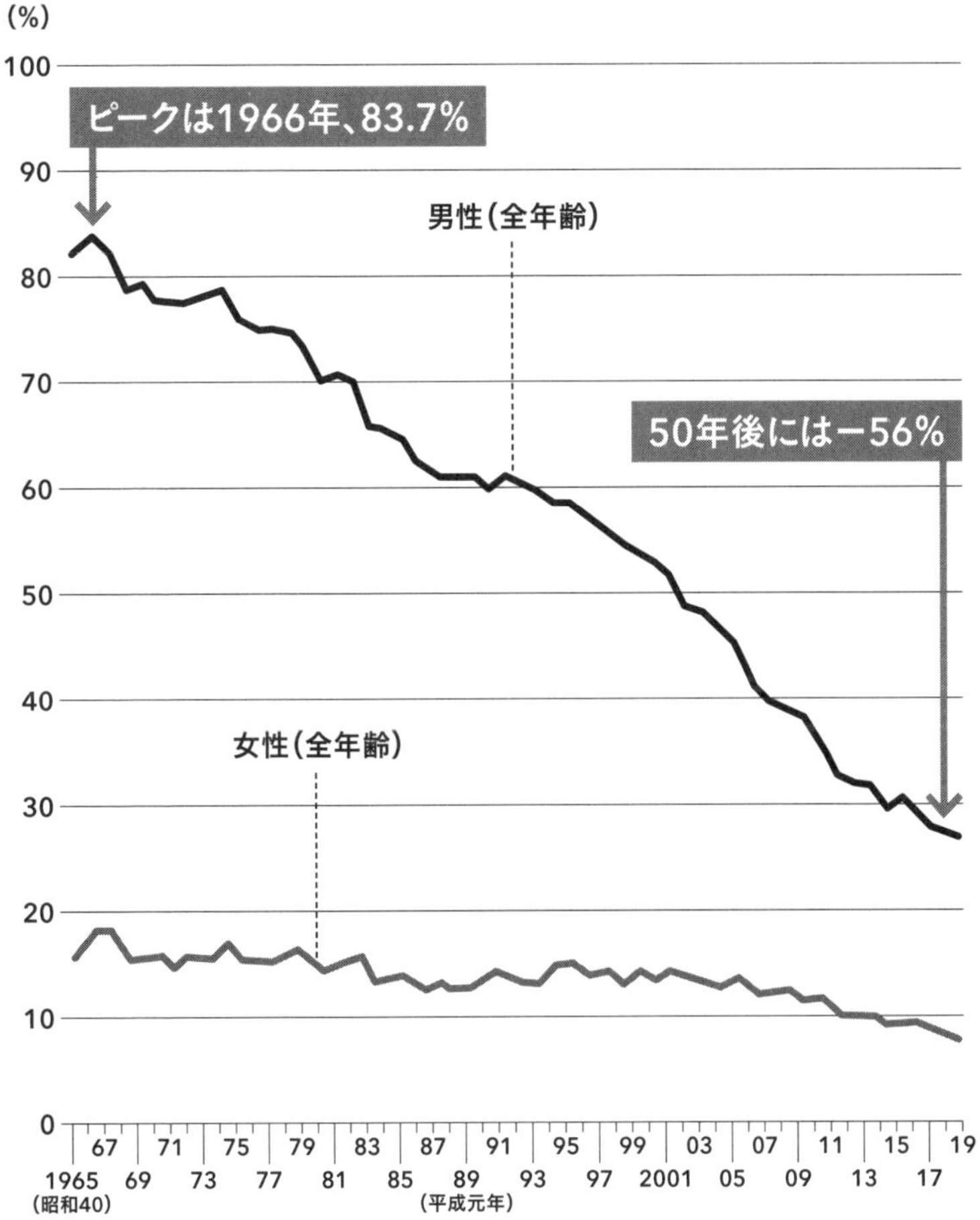

日本専売公社、日本たばこ産業株式会社による調査より
＊ウェブサイト、厚生労働省の最新たばこ情報の図を改変

新型タバコは肺の病気のリスクを減らす？

最近は煙の出ない「新型タバコ」なるものが登場しています。従来の紙巻タバコのようにタバコの葉に直接火をつけるのではなく、タバコの葉に熱を加えてニコチンなどを含むエアロゾル（空気中にただよう微細な粒子）を発生させて、それを吸引するのが新型タバコです。

燃やさないので紙巻タバコよりも有害物質が少なく、煙が出ないことから受動喫煙の心配がないという人がいますが、そんなことはありません。新型タバコはＷＨＯのＦＣＴＣ（タバコの規制に関する世界保健機関枠組条約）で、紙巻タバコと同じ葉タバコを使用したタバコ製品に含まれているので、日本の受動喫煙対策においても、紙巻タバコと同様の規制対象になっています。ですから、タバコを吸わない人の近くで吸うことは避ける必要があります。

燃やさない新型タバコは有害物質の一酸化炭素が出ないとか、タールの発生も抑えられるといわれますが、エアロゾルの中にはホルムアルデヒドなどの発がん性物質が含まれることがわかっています。

いずれにしても新型タバコのリスクが科学的に証明されるには、20～30年かかるといわれています。現時点では、長期にわたる調査結果がないため、使用者はもちろん、周囲の人への安全性はまったく証明されていません。

そもそもタバコがやめられないのはニコチン依存症になっているからです。新型タバコを吸って摂取するニコチンの量は、紙巻タバコの8割程度といわれています。しかし喫煙者はニコチンの血中濃度が一定に達することで満足感を得ようとするのでその分多く吸ってしまうと、結果的に体内に入るニコチンの量は紙巻タバコと同じと考えられます。つまり新型タバコでもニコチン依存症が起こります。そのため、新型タバコに切り替えても、再び紙巻タバコに戻る人も少なくないのです。

私のクリニックの禁煙外来にも、紙巻タバコから新型タバコに変えたけれど、最終的にやめたいといって受診する患者さんが少なくありません。ただしその患者さんは、新型タバコもタバコであるという正しい認識を持っています。それがわかっていないと、ニコチン依存症から抜け出すことができません。

タバコをやめるなら禁煙外来が近道

先ほど述べたようにタバコがやめられないのは、ニコチン依存症になっているからです。**自分の力だけでは難しいので、禁煙したいなら、禁煙外来の受診をおすすめします。**禁煙外来は保険適用になっており、治療期間は12週間です。その間に5回の診察を受けます。1度、受診したら、後は自分の力で禁煙できるからと、途中で受診をやめてしまう人がいますが、その場合の禁煙成功率は低いことがわかっています。

初回だけ行った人の成功率はわずか4・7%で、通えば通うほど禁煙成功率は上がり、すべての診察を受けた人は、約50%が禁煙を続けています。つまり2人に1人が禁煙に成功しています。

診察を中断すると、診察の際、医師のアドバイスが受けられなくなります。また薬の処方も受けられなくなるので禁煙に失敗しやすくなるのです。

禁煙の薬（禁煙補助剤）には、ニコチンパッチとチャンピックスの2種類があります。ニコチンパッチは貼り薬で、ニコチンが皮膚から吸収されて、禁煙時のイライラや集

禁煙治療を受けた回数と禁煙成功率の関係

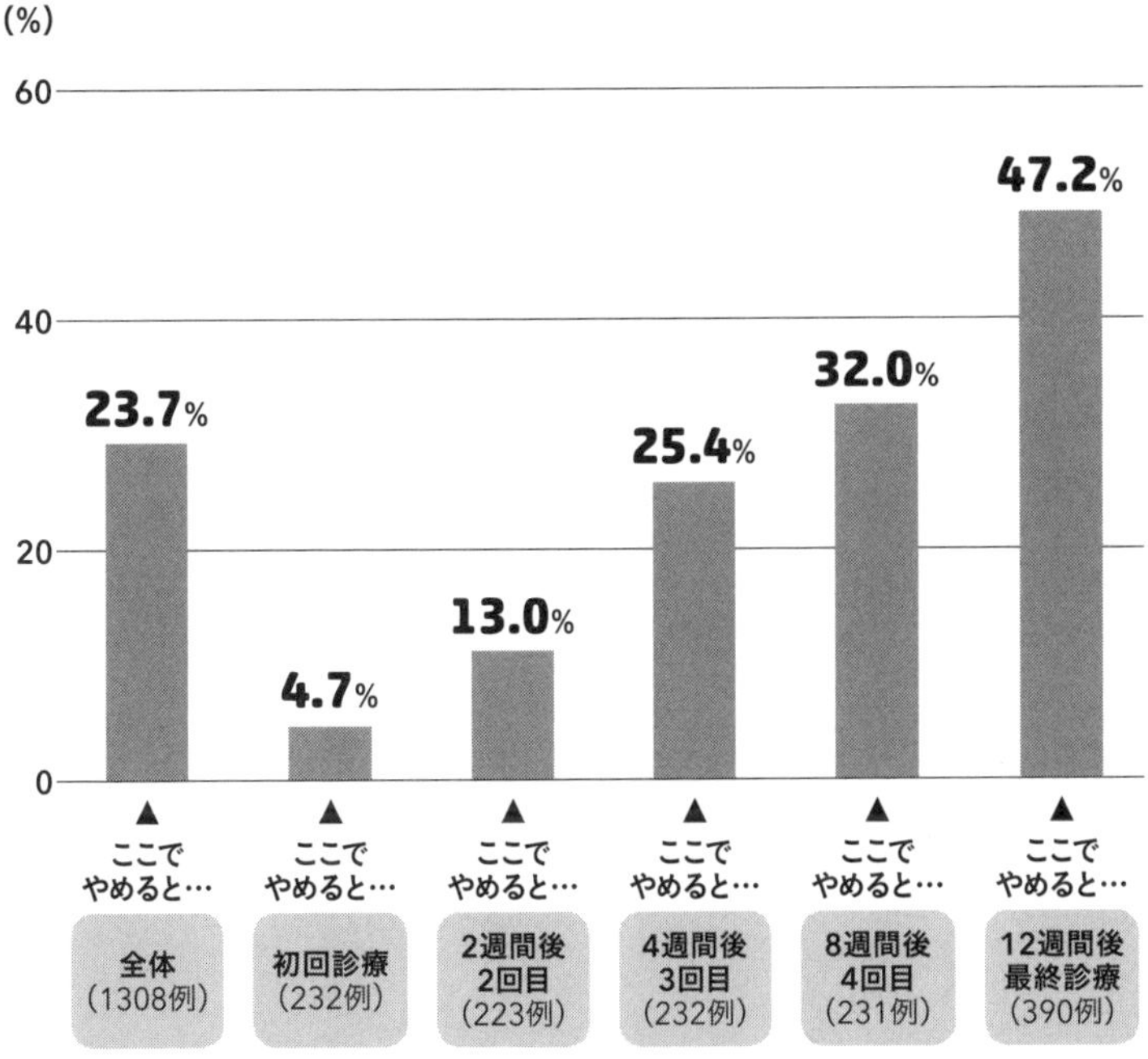

対象：ニコチン依存症患者1,308例（1,149施設の医療機関）
方法：調査対象施設に自記式調査票を郵送配布し郵送回収（調査実施時期：平成29年7月12日〜9月27日）。調査対象施設が、調査対象患者の治療終了から10〜11カ月目となる平成29年7〜8月に、その時点での禁煙／喫煙状況を電話により調査し、その結果を調査票に記載

平成28年度診療報酬改定の結果検証に係る特別調査（平成29年度調査）
ニコチン依存症管理料による禁煙治療の効果等に関する調査報告
＊すぐ禁煙.jp（ファイザーのウェブサイト）より

中力の低下などの症状を緩和します。チャンピックスは、喫煙による満足感を抑える薬、つまりタバコがおいしくなくなる薬です。どちらの薬を用いるのかは、医師が患者さんを診察したうえで判断し、決定します。

しかし禁煙補助薬は禁煙治療の一部にすぎません。大事なのはカウンセリング（患者さんの問題や悩みなどに対し専門的な知識を用いて行われる相談援助）です。私の場合、初診時には最低20分、2回目以降もできるだけ10分以上は、カウンセリングの時間をとるようにしています。

私のカウンセリングでは、治療の途中で患者さんがタバコを吸ったとしても、それを責めることはしません。逆に少しでもタバコの本数が減らせたら、ほめてあげます。すると患者さんもやる気を出して、がんばってくれます。

また私のクリニックでは、禁煙外来のオンライン診療も行っています。オンライン診療というのは、クリニックに行かなくても、スマホやタブレット端末、パソコンなどを用いて受けられる遠隔治療のことです。この場合も、患者さんのお話をよく聞いて、カウンセリングすることが中心になります。

一般的に禁煙外来における禁煙治療の成功率は7〜8割程度と言われています。しかし1年以内に3割くらいの人が再び喫煙してしまうようです。ですから実際の成功率は、先ほど紹介したデータと同様、5割程度です。ただ禁煙治療終了後も、前回の治療開始から1年以上たてば再び保険で治療を受けることができます。

もちろん自分の力で禁煙したいという人も、それはそれで大切な心がけです。そこで私が患者さんに必ずお話ししている成功のポイントを紹介しましょう。

初診時の患者さんには「飲み会が最大の鬼門である」ということをお話しします。飲み会で自分のまわりでタバコを吸う人がいたり、またお酒で気がゆるむため、つい「1本くらいいいいんじゃないか」と、1本もらって吸ってしまうのでしょう。禁煙に失敗した人で多く共通するのは飲み会への参加のようです。**特に禁煙を始めて1〜2カ月は飲み会への参加を避けたほうがよいでしょう。**

どうしても飲み会を断れない場合は、周囲に禁煙中であると宣言することです。中には、その宣言を聞いて「私も禁煙してみよう」という仲間も出てきます。仲間が増えればより成功しやすくなるでしょう。

口呼吸をやめて鼻呼吸にする

よく寝ているときに口を開けて呼吸をしてる人がいます。中には日中も口を開けて呼吸する人もいますが、口呼吸は実はウイルスや細菌の感染のリスクを高めてしまいます。鼻の中の細かい毛（線毛）や粘膜は、空気中を浮遊しているウイルスや細菌をキャッチするフィルターの役目をはたします。ところが、口呼吸をするとこれらの病原体が直接、気管支に入ってくるため、感染症にかかりやすくなるのです。

また空気が鼻という狭い器官を通ることで、加温・加湿される効果もあります。口呼吸では空気が十分には加温・加湿されないまま肺に届けられてしまいます。すると肺の免疫力低下につながったり、肺にかかる負担が大きくなってしまいます。

また口呼吸をしていると唾液が乾燥して、口の中が乾きやすくなります。唾液の中にはリゾチームなどの酵素が含まれていて、これが口の中の細菌の増殖を抑えています。そのため、**口呼吸で口の中が乾いていると、これら酵素の働きが悪くなって、虫**

歯や歯周病、口臭などが起こりやすくなります。

さらに口をいつも開けていると、顔の筋肉が弱ってたるみが出たりします。特に子どもの頃から口を開けて呼吸する習慣があると、前歯が押し出されて歯並びが悪くなる可能性もあります。将来の顔の表情にも悪影響があるため、子どもの口呼吸は早めに直してあげる必要があります。

寝ているときに口を開けて呼吸している人は、鼻呼吸の場合よりも上気道が閉塞しやすくなるため、睡眠時無呼吸症候群（ＳＡＳ）を引き起こすこともあります。

ＳＡＳは睡眠中に呼吸が一時的に停止する（無呼吸）、もしくは止まりかける（低呼吸）状態を繰り返す病気のことです。肺の病気ではありませんが、呼吸器内科の守備範囲の１つです。私のクリニックでもＳＡＳ外来を開設しています。中等症以上のＳＡＳを８年間放置すると死亡率が約37％（８年で１００人中37人が死亡）にもなるという報告もあり、軽視してはいけない怖い病気です。

日中の口呼吸は、普段から意識して口呼吸をしないように気をつけましょう。また寝ているときの口呼吸は、仰向けではなく、横向きで寝るようにすると改善できる場合があるといわれています。

口の中を清潔にして肺炎を防ぐ

第2章の番外編で紹介した誤嚥性肺炎は、本来は気管に入ってはいけないものが、誤って気管に入ることによって起こる肺炎です。誤って気管に入るのは、食べ物や飲み物の他、口腔内の細菌や、逆流した胃液などの場合もあります。中でも寝ている間に少量の唾液などが気管に迷入して起こる誤嚥は、本人も自覚がないため、繰り返し発症することが多いといわれています。免疫力が低下している高齢者では、命に関わるケースも少なくありません。

誤嚥が起こるのは、嚥下機能（飲み込む働き）が衰えているからです。嚥下機能が衰えた高齢者の場合、どうしても誤嚥しやすくなります。しかし口の中（口腔内）をきれいにして、肺炎を起こす細菌を減らしておけば、誤嚥しても肺炎になるリスクを減らすことができます。

口の中をきれいにすることを「口腔《こうくう》ケア」といいます。口腔ケアには口腔の「清掃を中心とするケア」と「機能訓練を中心とするケア」があります。前者は歯みがきなどで口腔内を清潔に保つことであり、後者は噛む力や飲み込む力など（口腔機能）を維持・向上することです。

実際、介護の現場では、誤嚥性肺炎の予防のために、歯科医や歯科衛生士による口腔ケアが行われています。

介護の必要がない健康な高齢者でも、嚥下機能が低下している場合、口腔の清掃がいいかげんだと、細菌が繁殖して誤嚥性肺炎を起こす可能性があります。自分で歯みがきができる人は、しっかりみがくようにしましょう。

歯医者さんで歯石除去などのクリーニングを定期的に受けている人は、歯科衛生士さんから正しい歯みがきの仕方を教えてもらうことができます。また歯科でのクリーニングは歯周病の予防にもなります。

細菌は歯と歯ぐきのすき間に繁殖するので、そこをていねいにみがくのがポイントです。みがきにくいと感じたら、自分が使いやすい歯ブラシを探してみるのも1つの方法です。また歯と歯の間は歯ブラシだけではきれいにできないので、歯間ブラシを使うと便利です。

唾液腺をマッサージする

口呼吸のところで述べましたが、口腔内が乾燥すると細菌が繁殖しやすくなります。口呼吸をしていなくても、加齢とともに唾液の分泌能力が低下するため、口腔内が乾きやすくなります。また処方されている薬の影響で口腔内が乾燥しやすくなる人もいます。

そこでおすすめしたいのが唾液腺のマッサージです。唾液腺は耳の下（耳下腺《じか》）、あごの下（顎下腺《がくか》）、舌の下（舌下腺《ぜっか》）の3つがあります。

耳下腺は人差し指から小指までの4本の指を頬にあて、上の奥歯あたりを中心に後ろから前に向かって回します。

顎下腺は親指をあごの骨の内側のやわらかいところにあて、耳の下からあごの下まで5カ所くらいを順番に押していきます。

舌下腺は両手の親指をそろえて、あごの真下から手を突き上げるようにグーッと押します。

唾液線マッサージのやり方

耳下腺への刺激

人さし指から小指までの4本の指を頬にあて、上の奥歯のあたりを後ろから前に向かって回す。10回繰り返す

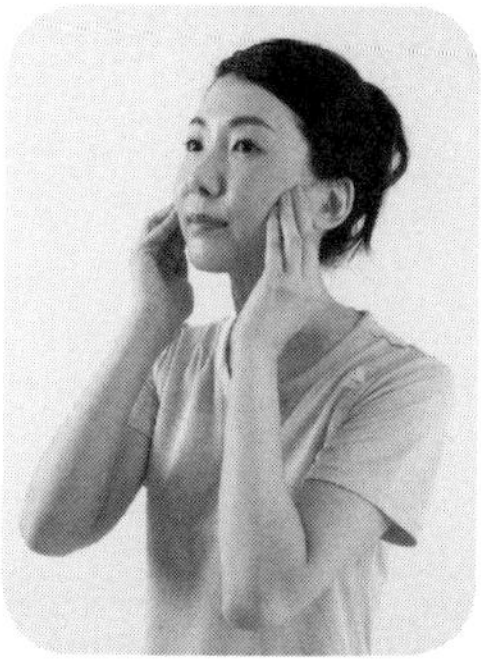

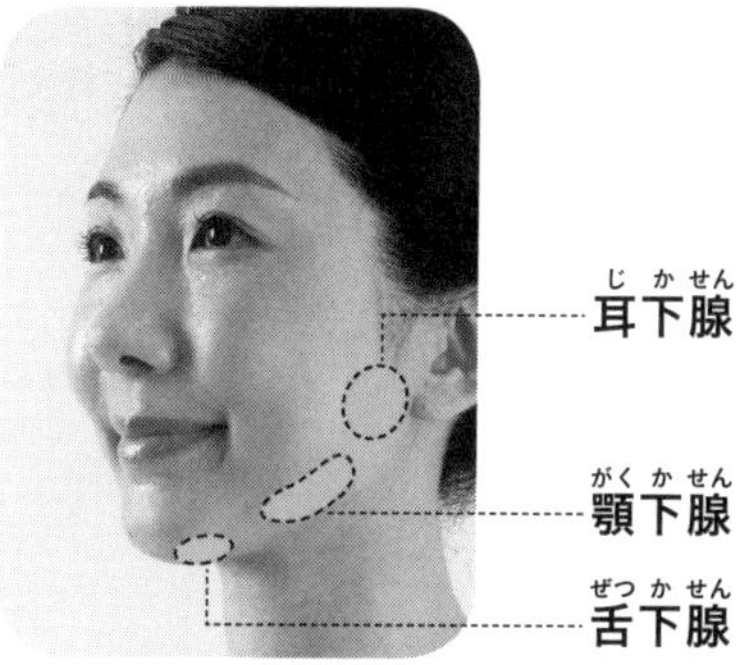

顎下腺への刺激

親指を頬の骨のやわらかい部分にあて、耳の下から顎の下まで5カ所ぐらいを順番に押す。各5回ずつ行う

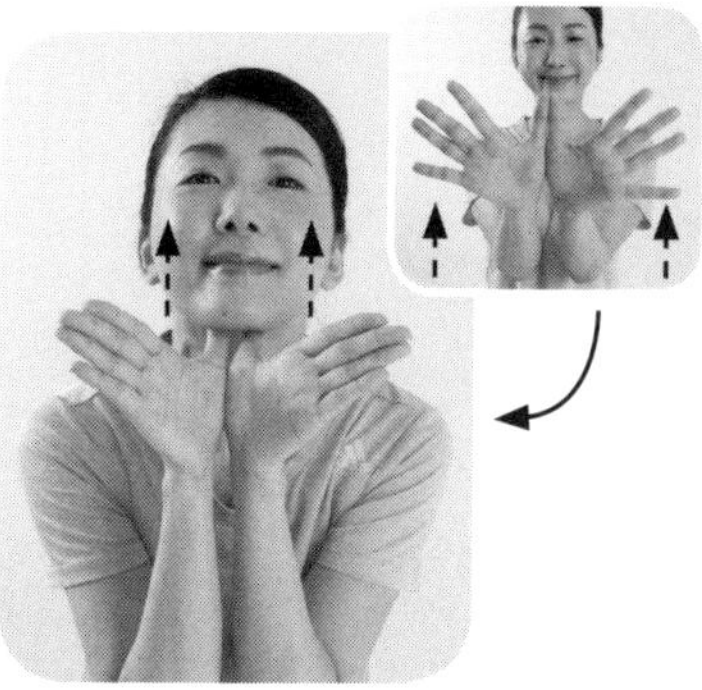

舌下腺への刺激

両手の親指をそろえ、顎の真下から各5回ずつ、手を突き上げるようにグーッと押す。これを10回繰り返す

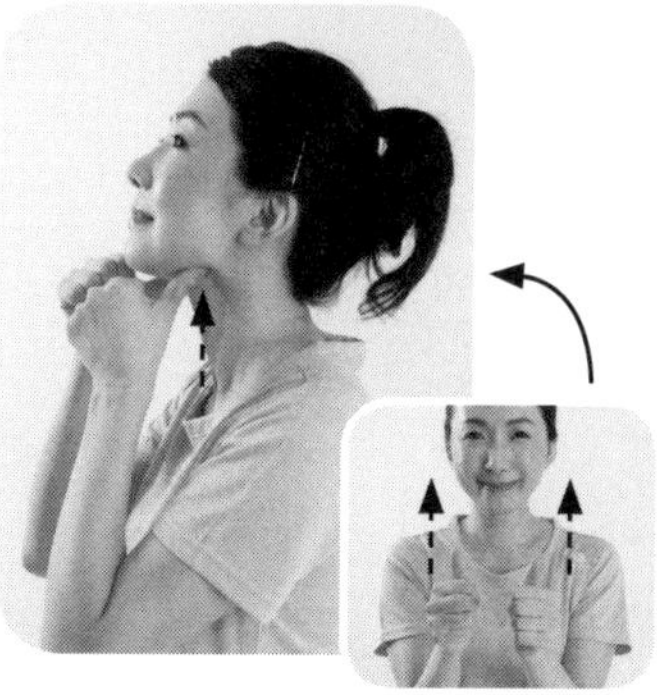

＊厚生労働省 生活習慣病予防のための健康情報サイト　e-ヘルスネットより

生活を変えれば感染症のリスクは下げられる

本章では肺を老化させない生活習慣、そして肺炎を防ぐ生活習慣について紹介しました。みなさんが意外に思われたのは、肺と筋肉の関係ではないでしょうか。肺の病気がある人はもちろん、健康な人も筋力が衰えていれば、肺の病気になったときに、重症化する可能性があるのです。**新型コロナウイルス対策は、手洗いやマスクなどの物理的な感染予防が基本ですが、特に運動不足におちいりがちな今、筋力を落とさないでおくことも重要です。筋力低下は体力の低下、そして免疫力の低下にもつながります。筋肉を鍛えることは、結果的に肺の若返りにつながります。**

次に大事なのは、タバコを吸っている人は禁煙することです。タバコは肺がん、COPDの原因になり、喘息の症状を悪化させます。もう何十年もタバコを吸ってきたから、今さらやめても効果がないと考えるのは誤りです。やめたときから、肺の病気のリスクは少しずつ下がってきます。

禁煙したいと思っていながら、まだ始めていない人はぜひこの機会に禁煙にチャレンジしてみてはいかがでしょうか。自力で禁煙する自信がない人は、禁煙外来を受診しましょう。

口呼吸をやめる、口腔内を清潔にして肺炎を防ぐ、といった生活習慣は、おもに誤嚥性肺炎を防ぐ生活習慣ですが、ウイルス性肺炎のリスクも減らせます。

新型コロナウイルスに関してのデータはまだありませんが、**口腔ケアでインフルエンザの感染を抑えたというデータはあります。**

東京歯科大学名誉教授の奥田克爾氏らは、2003年9月から翌年3月にかけて、東京都府中市の特別養護老人ホームのデイケアに通う65歳以上の高齢者98人に対し、歯科衛生士による口腔ケアと集団口腔衛生指導を1週間に1回実施しました。また別のデイケアに通う高齢者92人には、いつも自分がやっているように口腔ケア（歯みがき）をしてもらいました。

その結果、インフルエンザを発症した人は、自分で口腔ケアをしていたグループでは9人であったのに対し、歯科衛生士による口腔ケアを実施したグループでは1人でした。この研究結果はＮＨＫの情報番組『ためしてガッテン』（２００６年2月放送）でも取り上げられ、大きな反響を呼びました。

また口腔内の乾燥は、細菌が繁殖しやすくなるだけでなく、ウイルスも侵入しやすくなります。感染を防ぐためには、唾液が十分に分泌されていなければなりません。**唾液が乾かないように口呼吸の人は鼻呼吸に改め、加齢などで唾液の分泌が低下している人は、唾液腺マッサージを行って、口の中が乾燥しないようにしてください。**

日頃から、こうしたことに気を配るだけでも、感染症のリスクはかなり減らせると思います。

第4章

肺を老化させない食べ物

肺疾患がある人は消費カロリーが激しい

COPDを発症すると、筋肉が減ってくる原因の1つに、食欲の低下があります。食事が十分とれず、摂取カロリーが不足するため、体重の減少とともに筋肉も減ってくるのです。

またCOPDの人は肺の機能低下をカバーするため、肋間筋や横隔膜などの呼吸筋をよく使います。つまり呼吸筋への負荷がかかり消費カロリーが増加するのです。人によっては500キロカロリーぐらい増える人もいます。

摂取カロリーが減ると同時に、消費カロリーが増加すれば、体はどんどんやせていきます。体重が減るほど動けなくなってくるので、ますます食べられなくなり、低栄養状態が続きます。

さらに筋肉は負荷をかけないと減少するので、動かないでいると、特に全身を支える太ももの筋肉が減少していきます。そのため、ますます動けなくなってしまうのです。こうした負の連鎖によって、ＣＯＰＤの人は筋力低下が進みます。それとともに肺の機能も衰えていきます。

筋力低下はＣＯＰＤではない高齢者でも起こります。高齢になると食が細くなってやせてくる人が多くなります。その理由はいくつか考えられますが、活動量が減ってくるため、食欲が落ちてくることも原因の一つです。動かなければＣＯＰＤの人と同様、筋肉が減っていくことになります。

また高齢になると、油っこいものが苦手になり、さっぱりしたものを好むようになるといわれています。すると、たんぱく質や脂質が不足しがちになるため、低栄養になってしまうのです。

特に新型コロナウイルスの感染予防のため、高齢者は外出の自粛を続けている人が多く、第3章で述べたように運動不足の人が増えています。自宅にこもって動かないでいると、ＣＯＰＤの人と同様、筋力低下が進むのです。

糖質は肺に負担がかかる栄養素

私たちが生きていくための基本的な栄養素は、糖質、脂質、たんぱく質の3つです。小学校の家庭科でも習いますが、3大栄養素とも呼ばれています。栄養素は食べ物の中に含まれています。そして食べ物を吸収して、栄養素を分解するためには酸素が必要です。

この食事をした際に消費される酸素量と、排出される二酸化炭素の量は、糖質、脂質、たんぱく質でそれぞれ異なっています。つまり栄養素によって酸素消費が異なるのです。

もう少し詳しく説明しましょう。栄養素は体内で酸素を使って燃焼し、エネルギーに変換します。酸素が使われた後には二酸化炭素が残ります。

本来、二酸化炭素は毒性が弱い物質です。しかし、人間は肺の中でしか二酸化炭素を処理できないので、肺機能が低下して血液中の二酸化炭素の量が増えると、頭痛やめまい、吐き気などの症状が出てくることがあります。さらに二酸化炭素が増えるとナルコーシスといって、呼吸中枢が麻痺して、呼吸が止まってしまうこともあるのです。

くり返しになりますが、栄養素によって食事で発生する二酸化炭素の量は異なります。つまりCOPDの人が肺への負担を減らすには、二酸化炭素を出す量が少ない栄養素を選ぶことが大事なのです。

ある時間内に、生体内で酸素が燃焼したときに消費された酸素量と、それに対する二酸化炭素の排出量の体積比を「呼吸商《しょう》」といいます。3大栄養素の呼吸商は次のようになっています。

・糖質のみが燃焼した場合の呼吸商は1・0
・脂質のみが燃焼した場合の呼吸商は約0・7
・たんぱく質のみが燃焼した場合の呼吸商は約0・8

このように、脂質やたんぱく質は二酸化炭素の排出量が少なく、逆に糖質は肺への負荷が大きい栄養素なのです。

たんぱく質不足が筋力低下に拍車をかける

たんぱく質は、筋肉の材料となる栄養素です。筋肉をつくっているたんぱく質は、一定量が毎日分解されるので、その分のたんぱく質を食べ物から補給しないと、筋肉量が減少し、筋力も低下します。

厚生労働省の『日本人の食事摂取基準（2020年版）』によると、たんぱく質の推奨量は、18〜64歳では男性65g、女性50gで、65歳以上の高齢者では男性60g、女性50gとなっています。

筋力の維持には適度な運動が欠かせませんが、たんぱく質の摂取量が不足していれば、運動をしても筋力が低下します。高齢者の場合、運動不足に加えて、たんぱく質量の不足で筋力が低下している人が多くなっています。筋肉が減少すると老化が進みます。当然、肺機能の老化も進むと考えられます。

COPDの患者さんの食事指導でも、たんぱく質の摂り方は重要です。たんぱく質は約20種類のアミノ酸で構成されていますが、COPDの人は体内で合成できないBCAA（分岐鎖アミノ酸）と、肝臓で代謝されるAAA（芳香族アミノ酸）との比率（フィッシャー比と呼ばれる）が低下するので、BCAAを積極的にとることが推奨されています。一般に「良質のたんぱく質」と呼ばれるたんぱく質は、BCAAをバランスよく含んでいます。

良質のたんぱく質は、かつお、まぐろ、あじなどの魚介類、牛肉や豚肉、鶏卵、納豆、チーズ、牛乳などに含まれています。

それぞれの食品の100gあたりのたんぱく質量は、かつお（秋獲り）25・0g、くろまぐろ（赤身）26・4g、まあじ19・7g、牛サーロイン（赤身）22・0g、豚ロース（脂身つき）19・3g、鶏卵（全卵）12・3g、糸引き納豆16・5g、カマンベールチーズ19・1g、普通牛乳3・3gとなっています（『七訂食品成分表2020』女子栄養大学出版部より）。肉は部位によってたんぱく質量が異なるので、だいたいの目安と考えてください。

ただし、腎臓病の患者さんなどの中には、たんぱく質制限しなければならない人がいます。その場合は、医師や栄養士の指導に従ってください。

糖質を減らし脂質とたんぱく質を増やす

食欲が低下しているＣＯＰＤの人や高齢者は、「お茶漬けサラサラ」とか、夏なら「そうめんツルツル」といった食事を好みます。しかし、これだけでは、脂質やたんぱく質が不足します。また、ごはんやそうめんなどの糖質（炭水化物）は、代謝時の酸素消費量が多くなるため、ＣＯＰＤの人ではその分、脂質やたんぱく質を多めに摂っていただく必要があります。

体格や年齢、運動量にもよりますが、一般に成人男性は２０００〜２４００キロカロリー、成人女性は１４００〜２０００キロカロリーが１日のエネルギー量として必要と言われています。例えば、体重50kgの人で、安静時の必要エネルギー量が１５００キロカロリーの場合、その1・5倍が目標になります。ＣＯＰＤでは消費カロリーが５００キロカロリーくらい多くなるので、その分も加味する必要があります。

また食事の内容も、**糖質が多いと食事で消費する酸素量が増えるばかりか、二酸化炭素の排出量も増やすので、肺に負担がかかります。**

そのためCOPDの患者さんには、糖質を減らして、脂質やたんぱく質を増やすことがすすめられています。

相対的に糖質を減らすことは若い人や、肺の病気がない人にもおすすめできる食事法です。ただしこれらの人が糖質を減らす目的は、エネルギーの過剰摂取を防ぐためです。例えば、食事をカツ丼や牛丼などですませると、たんぱく質は摂れていても、ごはんの量が多いので、カロリーオーバーになってしまう可能性があるのです。

摂取エネルギーが消費エネルギーを上回ると、やがて体重が増えて肥満をまねきます。それがきっかけで糖尿病を発症する人がいます。糖尿病の発症は新型コロナウイルス対策にとっても、よいことではありません。序章で述べたように、糖尿病は基礎疾患の1つで、新型コロナウイルスで重症化しやすい人の1つでもあるからです。

実際、最近は糖尿病の対策法の1つとして、糖質制限という食事法が話題になっています。過度な糖質制限はおすすめできませんが、糖質を明らかに摂りすぎている人は減らすことで、総摂取カロリーを減らすことができ、栄養素のバランスがよくなるでしょう。

食欲がない人は油をたっぷり摂る

食欲がなく、1度にたくさん食べられない人は、少量で高カロリーを摂取できる脂質を多く含む食べ物を摂るなどの工夫が必要です。

脂質が豊富な食品といえば、乳製品です。COPDの患者さんに、私はバターやチーズ、ヨーグルトなどの乳製品をすすめています。

例えば、朝食をいつもパンにしている人なら、バターをたっぷり塗って食べるのがおすすめです。また乳製品ではありませんが、脂質を多く含むピーナツバターもよいでしょう。

脂質は前述したように呼吸商が最も低い、すなわち食べることによる酸素消費が最も少ない栄養素です。そのため、COPDの患者さんだけでなく、食が細くなっている高齢者などにもすすめられるのです。

脂質は少量でも高カロリーが摂取できるので、食事の調理法も、炒めものや揚げものにするなどして、油を上手にとり入れるようにするとよいでしょう。例えば、じゃがいも1個をふかしただけなら100キロカロリーですが、フライドポテトにすると300キロカロリーになります。ごはん1膳は180キロカロリーですが、油で炒めてピラフにすると310キロカロリー摂れます。

ただし糖尿病や腎臓病、脂質異常症などの持病がある人は、どのような油の摂り方をしたらよいのか、主治医とよく相談してください。

とはいえ**高齢者の場合、消化機能が衰えているため、油を使った料理にすると、たくさん食べられない人もいます。そういう人には魚がおすすめです。**

特にあじ、さば、いわしなどの青背魚にはDHA(ドコサヘキサエン酸)やEPA(イコサペンタエン酸)など良質の油(魚油)が含まれています。これらの脂質は動脈硬化などの血管障害に対して有効と言われているので、高齢者には特におすすめです。それに、さっぱりしたものを好む高齢者には肉よりも魚のほうが食べやすいでしょう。

それでも、十分な量を食べられない場合は、魚油のサプリメント(栄養補助食品)で補うのも1つの方法です。魚油のサプリメントは、ドラッグストアなどで入手することができます。

おやつを食べてカロリーを増やす

食欲が低下したＣＯＰＤの患者さんは、１回に食べられる量が少なくなるため、３度の食事だけでは１日に必要なカロリーを摂取できなくなってきます。

そこでＣＯＰＤの食事療法では、間食（おやつ）をとるように指導します。例えば、朝食と昼食の間、昼食と夕食の間に、おやつの時間をつくるのです。例えば、朝６時に朝食、昼食が12時、夕食が18時くらいに食べているなら、10時と15時におやつをとるようにします。

おやつもバターをたっぷり使った洋菓子や、チーズ、ヨーグルトなどの乳製品がおすすめです。乳製品は高カロリーなので、少量で摂取カロリーを増やすのにうってつけなのです。

脂質優位の栄養補給は、エネルギー摂取の効率がよいだけでなく、腹部膨満感（おなかが張る）につながりにくいともいわれているので、ＣＯＰＤの患者さんにすすめられているのです。

特に私がおすすめするのはアイスクリームです。高カロリーで、かつ食欲がないときでも食べられます。ただし、アイスキャンデーでは効果がありません。**原材料に牛乳やクリームなどの乳製品をたっぷり使った、乳脂肪分の多いアイスクリームを選ぶようにしましょう。**

風邪を引いたときでも、アイスクリームなら食べられるという人も多いと思います。肺の病気がない人でも、食欲が落ちてやせてきたとか、食が細くなってきている高齢者などにも、アイスクリームはおすすめできます。

脂質を増やすと、中性脂肪が増えてくる人もいるので気をつけなければなりませんが、その場合は、前述した魚油を用いてはいかがでしょうか。魚油には中性脂肪を下げる働きがあるといわれています。

もちろん、おやつだけでは足りないので、3度の食事もちゃんと食べるようにしましょう。その際、糖質の多いごはんなどの主食よりも、おかずで脂質やたんぱく質を多めに摂るほうが呼吸商が低くなります。また、たんぱく質不足による筋力低下も防げます。

骨の材料、カルシウムを摂る

食が細くなっている人は、カルシウムもしっかり補給しましょう。カルシウムは骨や歯をつくる材料です。

高齢になるとカルシウムが不足しがちになるため、骨粗鬆症《こつそしょうしょう》になる人が増えてきます。

骨粗鬆症は骨の内部がスカスカになって、もろく折れやすくなる病気です。特に女性は閉経後のホルモンバランスの影響で骨粗鬆症になりやすいので注意しなければなりません。

またステロイド薬を内服している人（喘息などの吸入ステロイド治療薬は基本的に問題ない）も同様に注意が必要です。

カルシウムは牛乳やチーズなどの乳製品、ごま、海藻類、小魚類に多く含まれています。おやつなどで乳製品を摂っていれば、カルシウムの補給にもなります。

しかしカルシウムを摂っても、骨をつくる細胞に刺激を与えないと骨は形成されません。寝たきりになると、刺激がなくなるため、骨粗鬆症が進行します。

刺激を与えるといっても、通常は歩くだけで十分なのですが、ＣＯＰＤでやせてくると、だんだん歩けなくなっていきます。そのため、骨をつくる細胞への刺激が少なくなり、骨がもろくなっていくのです。

また骨はビタミンＤと一緒に働くことで丈夫になります。具体的にいうと、ビタミンＤは腸管からのカルシウム吸収を促進して、骨へのカルシウムのとり込みを調節する働きがあるのです。

ビタミンＤが豊富な食品に魚介類やきのこ類があります。きのこ類の中でも、ビタミンＤの含有量が断トツに多いのが干しシイタケです。生シイタケ１００ｇあたりのビタミンＤが０・４μg（マイクログラム）なのに対し、干しシイタケは12・７μgもあります（『七訂食品成分表２０２０』女子栄養大学出版部より）。

なおビタミンＤは、太陽の光を受けると体内でもつくられるので、屋外に出て日に当たることも重要です。

炭酸飲料は肺に負担をかける？

炭酸飲料には二酸化炭素が溶け込んでいます。その分、二酸化炭素が体内に入ることにより、肺に負担をかけるのではないかと考える人がいるかもしれません。しかし炭酸飲料の二酸化炭素が肺にダメージを与えるというエビデンス（証拠）は今のところありません。

ただし別の理由で、**ＣＯＰＤの人に炭酸飲料はよくないことがわかっています。それは炭酸飲料を飲むと、おなかにガスがたまるからです。**

ＣＯＰＤの患者さんの食事指導では、おなかにガスがたまる食品を避けるようにとアドバイスします。**ガスがたまる食品としては、イモ類や栗、かぼちゃなどが知られています。**

こうした食品を食べて、おなかにガスがたまると、横隔膜が圧迫されるため、ＣＯＰＤで肺の機能が衰えている人はより息苦しくなるのです。炭酸飲料を控えなければならないのも同じ理由です。

そのため、COPDの人はビールやハイボールなど炭酸の入ったお酒を控えたほうがよいといわれていますが、肺の病気がない人はそこまで心配する必要はないでしょう。息苦しくならなければ心配はありません。

ただし高齢者などで、おなかにガスがたまると息苦しいと感じることがある人は、肺の老化が進んでいる可能性があります。その場合は、炭酸の入っていないお酒に変えるとよいかもしれません。

またCOPDの人は満腹になると、横隔膜が圧迫されて息苦しくなります。この息苦しさが1回にたくさん食べられなくなる原因の1つにもなっています。前述のように、1回に食べる分量を減らして、食事の間におやつをとり、1日の食事の回数を増やす食事法には、こうした目的もあるのです。

食事の回数を増やすには、1日の生活のリズムをつくることです。朝、決まった時間に起きるようにすれば、朝食を抜かずにすむなど、1日の食事のリズムもできてきます。またできるだけ体を動かすようにすれば、おなかも減り食事の回数も自然に増えてくるでしょう。

トウガラシが嚥下反射を刺激

高齢者の食事というと、刺激の強い香辛料を避ける傾向がありますが、**トウガラシはぜひ取り入れてほしい香辛料です。**

トウガラシの辛味成分は、カプサイシンです。このカプサイシンには嚥下機能（飲み込む力）を改善する働きがあるといわれています。

嚥下反射を促すために重要な働きをしているのが、サブスタンスPと呼ばれる神経伝達物質です。サブスタンスPの濃度は、加齢や脳血管障害などによって減少することが知られています。そしてサブスタンスPの濃度が減少すると、嚥下反射機能が衰え、誤嚥性肺炎を起こしやすくなるのです。

そして、抗菌薬などで肺炎の症状がいったん治まっても、嚥下反射機能が改善しない限り、誤嚥性肺炎を何度も繰り返す可能性が残っています。

これに対し、カプサイシンにはサブスタンスPの分泌を促進することによって、嚥下反射機能を改善することがわかってきました。

東北大学医学部と山田養蜂場は、60～90歳の人にカプサイシンを含むサプリメントをとらせる共同研究を行っています。

通常、嚥下反射時間は3秒以内ですが、5秒以上かかる高齢者8人に対し、1日3回1カ月間、カプサイシンを摂ってもらったところ、嚥下反射時間が5～13秒台だった6人は平均値が3秒以内に改善しました。

さらに嚥下反射時間が60秒以上もあった2人も、5秒以内に短縮されたと報告されています。

このような報告があることから、嚥下機能が低下してきた高齢者の食事にトウガラシを適度に加えてみてはいかがでしょうか。ただしカプサイシンの過剰な摂取は胃腸に負担をかけるので適量の摂取をお願いします。

なお嚥下反射は温度刺激によっても改善することが報告されています。食事の前に、冷温や高温の刺激を与えることで、一時的な嚥下反射の改善が期待できます。ちなみに、カプサイシンは43℃以上の高温に相当する刺激になるといわれており、この効果によってサブスタンスＰが放出され嚥下反射が改善されるともいわれています。

ミントのマスクも効果がある？

ミント（ハッカ）には、清涼感のあるメントールという成分が含まれています。メントールは、25〜28℃以下の冷温刺激の受容体と結合し、嚥下反射を改善させることも報告されています。

このことから、東京都長寿医療センターの山本寛医師は、メントールのアロマ（香りの成分）が「嚥下反射の改善に有効である可能性を示唆しており、ミントの香りをマスクにつけて嗅ぐようにすると嚥下反射を改善できるかもしれません」とＮＨＫのウェブサイトで述べています。

ミントの香りつきのマスクは市販されていますが、山本医師は「吸入する成分量や加湿の程度によって効果が大きく異なる可能性も」もあると指摘しています。

また、「市販のマスクを用いずにご自身で成分量の調整をされる場合、その安全性は保証できません」とも述べています。とりあえず、市販のミントマスクで試してみてはいかがでしょうか。

体力をつけて免疫力を落とさない

これを食べれば、肺が若返るという食品はありません。**大事なのは、同じ食品ばかりではなく、いろんな食べ物を食べることです。**1日30種類ぐらいの食品を目安に、バランスよく食べるようにしましょう。

食べ物が偏りすぎないことも重要です。本章ではおもにCOPDと高齢者で、食べられなくなってやせてきている人のための食べ方を紹介していますが、脂質がよいからといって油を摂りすぎるのもよくありませんし、糖質を減らしたほうがよいからといって、極端な糖質制限をするのもよくありません。バランスをとりながら、低栄養の改善を目指すことが大事です。

低栄養が続くと免疫力も低下します。ウイルスが体内に入ってきても、十分な免疫力があれば感染を防いだり、万が一感染しても重症化に至らない可能性があります。特に肺の病気がある人は、きちんと治療を続けながら、体力をつけて免疫力を落とさないことが感染症対策においては大事なことです。

一方、新型コロナウイルスの感染予防のために外出を控えている人たちの中では、「コロナ太り」が懸念されています。家にばかりいて、あまり体を動かさないため、体重が増えているのです。

肥満は糖尿病の要因の1つです。コロナ太りがきっかけとなって糖尿病を発症すれば、新型コロナウイルス感染症の重症化リスクが高くなるので注意しましょう。

第5章

肺を若返らせる「肺トレ」

呼吸リハビリテーションとは何か？

ＣＯＰＤなどの患者さんが、息苦しさなどを改善するために、医療機関で行われているのが呼吸リハビリテーション（以下、呼吸リハ）です。

日本における呼吸リハはもともと結核の患者さんの機能訓練として始まったといわれています。日本では戦後すぐくらいまで結核で亡くなる人が多かったのですが、それはよい治療薬がなかったからです。そのため、手術で肺の一部を摘出するといった治療も行われていました。

手術をすると肺の機能が低下しますし、手術せずに治った場合も含め慢性呼吸不全におちいる人が少なくありませんでした。これを結核後遺症といいます。結核後遺症の治療の一環として呼吸リハが行われていたのです。

現代では結核患者は極めて少なくなりましたが、一方でCOPDや間質性肺炎による慢性呼吸器不全が増えています。そこで最近ではこれらの患者さんにも呼吸リハが行われるようになってきたのです。

呼吸リハのパイオニアである結核予防会複十字病院の呼吸ケアリハビリセンター付部長・千住秀明氏によると、呼吸リハとは「呼吸器の病気によって生じた障害を持つ患者に対して、可能な限り機能を回復、あるいは維持させ、患者自身が自立できるように継続していくための医療である」（複十字　No378　2018年1月）と定義しています。

慢性呼吸器不全のおもな症状は、動いたとき（労作時）に呼吸が苦しくなることです。例えば、階段の上り下りや入浴、トイレに行く、といった日常の動作が息苦しくてできなくなります。

第3章でお話ししましたが、こうした日常の動作のことをADL（日常生活動作）といいます。呼吸リハの最大の目的は、このADLの改善です。

まず動いても息苦しくならないようにするのが、呼吸練習です。特別な呼吸法を行うことによって、息苦しさなどの症状が改善します。こうした呼吸法が自分でできるように練習するのです。ちなみに、呼吸リハで行われている呼吸法には、後述する「口すぼめ呼吸」と「腹式呼吸」があります。

また肺機能が低下すると、体を動かすのがつらくなるため、最終的には歩くことさえできなくなってしまいます。

歩かないでいると、下半身の筋力が低下します。筋肉は常に適度な負荷をかけていないと減少し、筋力も低下します。

そこで、弱った筋力を回復するための運動療法（筋トレ）も必要になります。呼吸リハで筋トレというと意外に思われるかもしれませんが、これも呼吸リハの一部に取り入れられています。

本章で紹介する「肺トレ」は、呼吸リハの方法をベースにした、おもに健常者向けの肺のトレーニング法です。呼吸リハは医療として行われているものですが、肺トレは自分で行う健康法の1つです。

しかし**肺トレを行うことによって、肺の老化を遅らせたり、肺を若々しく保つことができるのではないかと私は考えています。**特にウィズコロナの時代においては、**自分でできる「肺トレ」は大事なことだと思います。**

では「肺の老化」とはどういうことをいうのでしょうか。呼吸器内科で呼吸機能検査（スパイロメトリー）を受けると、「肺年齢」という指標が示されます。

肺年齢というのは、もともとCOPDのために考え出された実年齢に対する肺の老化度を意味する指標です。例えば、60代の喘息の患者さんが検査を受けたら、肺年齢が80歳以上といわれて、ショックを受けたという話を聞いたことがあります。

しかし喘息は気管支のアレルギー性の炎症なので、COPDや間質性肺炎のように肺胞はダメージを受けていません。したがって、喘息の治療をすれば呼吸機能は改善します。それとともに肺年齢も下がってきます。

このように、肺年齢というのは呼吸機能のことです。健常者でも加齢とともに、呼吸機能は低下します。そこで普段から、肺トレを行うことで、肺年齢を若々しく保つことができると考えられるのです。

肺の病気がなくても、「若い頃より、息切れしやすくなった」といった自覚があるのであれば、肺の老化が進んでいるのかもしれません。そうした人は肺トレをぜひ試してみてください。

ただし息切れが急にひどくなったような場合は、肺の病気を発症している可能性があります。その場合は呼吸器内科を受診してください。

口すぼめ呼吸で息切れが改善する

肺トレでまず覚えてほしいのが呼吸法です。 健康な人でも、長い階段を一気に駆け上がるなど激しい運動をしたときは息切れを感じるでしょう。激しい運動をすると、安静にしているときよりも多くのエネルギーを必要とします。エネルギーが増えると、それだけ酸素が必要になり、脳が「もっと息をするように」と命令するので、息が切れるのです。

こうしたときは、肩を上げ下げしたりして、息を整えます。**肩を上げ下げすると、ストレッチ効果により肋間筋が動きやすくなるので、たくさん空気が吸えるようになるのです。** またお腹を動かして息を整えるときは横隔膜が動いて呼吸を楽にします。

呼吸を楽にする呼吸法は、さまざまあります。その1つが、肺トレ①の口すぼめ呼吸（やり方は18ページ）です。呼吸リハで昔から、呼吸を楽にするために行われている呼吸法ですが、ＣＯＰＤではない高齢の人が行っても、呼吸を楽にする効果が期待できると思います。

口すぼめ呼吸は、鼻から息を吸った後、口をすぼめて長く息を吐きます。第1章でお話ししたように、COPDや喘息は閉塞性換気障害といって、息を吐くのがうまくできなくなります。

閉塞性換気障害を起こしている原因は、炎症を起こして狭くなった気管支がつぶれやすくなるからです。閉塞性換気障害では、息を吸い込むことはできますが、吐くときは気管支がつぶれて、スムーズに吐き出せなくなってしまいます。そのため、肺の中に吐き出せない空気がたまることになり、息苦しさなどの症状が出てくるのです。

COPDや喘息の患者さんは、こうした症状が出ているとき、口すぼめ呼吸を行うと呼吸が楽になります。

日本呼吸器学会の『閉塞性肺疾患に関するQ&A』でも、吸入薬がなくなったり、災害などで吸入薬が使用できなくなったときの対処方法として「息切れや呼吸時のゼーゼー/ヒューヒューといった症状がひどくなる場合は、頓服薬で対応するかまたはパニックにならないで、ゆっくりと落ち着いて、口をすぼめて息を吐き出すように心がけてみてください」と答えています。

口をすぼめて息を吐くと、気管支の内側に圧力がかかるため、気管支がつぶれにくくなります。つまり気管支の閉塞が改善されるので、効率よく息を吐き出すことができるのです。

なお肺がんの手術をした患者さんのリハビリにも、口すぼめ呼吸は取り入れられています。一方、肺胞が硬くなる間質性肺炎などにはあまり効果がない場合もあります。しかし間質性肺炎でも、口すぼめ呼吸で呼吸を整えると、息切れが楽になることもあるといわれています。

やり方のポイントは、ろうそくの火を吹き消すときのように、口をすぼめてゆっくり息を吐くことです。そして、目の前のろうそくをイメージして、その火を消さないくらいの強さでゆっくり息を吐くのです。

最初はうまくいかないかもしれませんが、何回か繰り返すうちにコツがつかめてくると思います。口すぼめ呼吸のやり方を覚えておくと、肺の病気で息苦しくなったときの対処法として、まさかのときに役に立ちます。

口すぼめ呼吸の原理

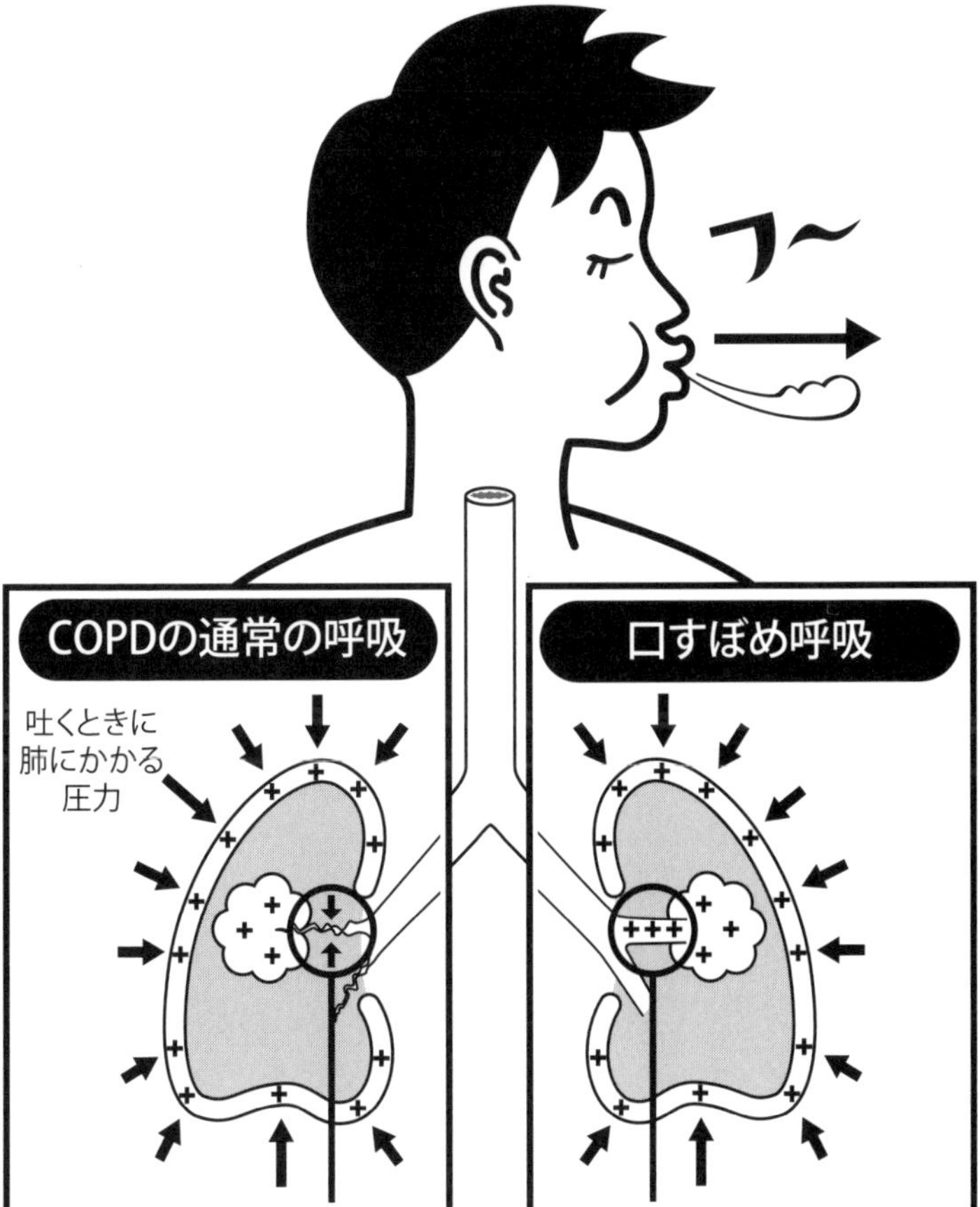
空気を吐くときにかかる
圧力でつぶれた気管支
口すぼめ呼吸による
圧力で開いた気管支

＊日本ベーリンガーインゲルハイムCOPD-jp.comの図を元に作成

腹式呼吸は免疫機能も高める

息切れがしたとき、おなかを動かして息を整えることもあると思いますが、おなかをふくらませたり、へこませたりして行う呼吸法が、肺トレ②の腹式呼吸（やり方は20ページ）です。この呼吸法も、呼吸リハで昔から行われています。またヨガなどでも腹式呼吸は、基本の呼吸法とされてます。

腹式呼吸は、横隔膜呼吸とも呼ばれています。横隔膜を大きく動かして呼吸するため、空気が肺にいっぱい入ってきて呼吸が楽になります。また1回の換気量が増えるため、呼吸数も減少します。何度も呼吸しなければならない人も、ゆっくり呼吸できるようになります。

呼吸リハでは、腹式呼吸のやり方として、おもに寝て行う（臥位《がい》）、イスに座って行う、立って行う、の3段階があります。最初は寝た姿勢でしかできなくても、続けているうちにイスに座ってできるようになります。そして最終的には立った姿勢で行うことを目指します。

健康な人が肺トレの一環として腹式呼吸を行うのであれば、自宅ならイスに座って、屋外で行うときは立って行うとよいでしょう。

また腹式呼吸を行うと、免疫力が高まるといわれています。私たちの体の働きをコントロールしている自律神経には、交感神経と副交感神経があります。日中の活動時は交感神経が優位になり、夜など休息しているときには副交感神経が優位になります。そして**副交感神経が優位になったとき、ウイルスや病原性の細菌の侵入を防ぐ免疫力が高まるといわれています。**

逆に、強いストレスにさらされていると、本来休息すべき時間になっても、交感神経から副交感神経に切り替わらないことがあります。そのため、免疫力が低下してしまうのです。

実際、腹式呼吸にはストレスを緩和させる効果があることがわかっています。これは東京女子医科大学の論文で明らかにされています。その概要を紹介しましょう。

ストレスに対する反応はさまざまありますが、その1つに心拍数の変動があります。ストレスで緊張すると心拍数が増えますが、こうした「心拍変動」から求める「自律神経機能評価三指数」という数値を研究結果の評価に用いています。

研究の被検者は女性20人（平均年齢48・4歳）で、寝たままで安静（安静臥位）20分、座って安静（安静座位）20分、座位で腹式呼吸20分を行ってもらい、数値を測定しました。なお、このときの腹式呼吸は、呼気と吸気の時間の比が2：1になるように指示しました。つまり吐くときは吸うときの2倍の時間をかける腹式呼吸です。

数値の評価は専門的な内容ですので、結論のみ紹介すると、腹式呼吸は「副交感神経活動を亢進状態に導き、その状態を持続させることは可能であり、その効果が交感神経緊張傾向の人に大きく現れたことは特筆すべきことである」としています。そして「腹式呼吸は日常生活で生じるストレスを、自分自身で処理して行くストレス・マネジメントの一方法として活用できる事を確認した」と結論づけています。

わかりやすくまとめると、ストレスで交感神経が優位になりやすい人も、腹式呼吸を行うことによって、副交感神経優位に導くことができ、ストレスを軽減する効果が認められたということになります。

仕事が忙しいなど日常的にストレスを抱えている人は、ときどき腹式呼吸を行うことによって、ストレスを解消するとよいでしょう。感染症などに対抗する免疫力にもよい影響を与えることが十分に期待できます。

座位または立位の腹式呼吸のやり方の基本は、背筋を伸ばして、鼻からゆっくり息を吸い込みます。このとき、おへその下に空気を貯めていくイメージでおなかをふくらませます。

次に、口からゆっくり息を吐き出します。**お腹をへこましながら、体の中の悪いものをすべて出しきるような感覚で、**吸うときの倍くらいの時間をかけるつもりで吐くのがポイントです。回数は1日5回くらいから始め、慣れてきたら10～20回を基本に行うとよいでしょう。

うまくできるようになったら、腹式呼吸にイメージトレーニングを加えてみましょう。息を吸い込むときには、高原のさわやかな空気や、好きな花の香りなど心地よく感じられるものをイメージします。

そして息を吐くときはイライラの原因や緊張、不安などのマイナス要因が体から出て行くのをイメージします。イメージトレーニングを加えることで、ストレス軽減の効果がさらに高まります。

肺トレで肺の機能が若返る

肺トレ③〜⑤は運動です。第3章でお話ししましたが、運動不足は結果的に肺の老化を進めると言ってよいでしょう。そのため、運動は肺の病気の患者さんのための呼吸リハでも重要なメニューの1つになっているのです。

COPDの患者さんに対し、呼吸法だけを指導しても、寿命そのものを延ばす効果はあまりありません。

ところが筋トレを指導すると、しない人よりも寿命が延びるのです。特に太ももの筋肉をはじめとした全身の筋肉が維持できると、COPDの患者さんの寿命が延びることがわかってきました。

最初、この事実を知ったときは、私も驚きましたが、医療の現場では従来の常識がくつがえることはいくらでもあります。その後は私も運動を指導するようになり、効果を上げています。

よく考えてみれば当然のことなのです。COPDが進行すると、全身の筋肉がどんどんやせ細っていきます。そのため、ちょっと動くだけで息切れして動けなくなり、生活の中での活動量がいっそう低下します。すると筋力低下がさらに進み、寿命が短くなってしまうのです。これを回避するには、患者さんにできるだけ運動してもらうことが有効です。

新型コロナウイルス感染対策の緊急事態宣言が解除されてから、若い人は外に出かけるようになりましたが、重症化が懸念される高齢者は、その後も外出自粛を続けて運動不足になっている人が多いようです。

私の患者さんでも自粛しすぎて、1カ月に1回も外に出ない生活を続けているという人もいます。そんな患者さんには「外に出て動かないのも危険ですよ」といったお話をしています。

外に出て歩くのは、肺の病気の呼吸リハとしても重要なプログラムの1つなのですが、それを1カ月もしないでいると、筋力低下が急速に進みます。それとともに、肺の機能も低下してしまうのです。

運動の基本は歩くこと

運動不足を感じている人は、まず歩くことから始めましょう。肺の病気の人の呼吸リハも、歩くことから始めます。

ＣＯＰＤなどの患者さんは、家にこもりがちになる人が多いので、通常は積極的に外出するように指導します。もちろん、今は新型コロナウイルスの感染が心配なので、「積極的に外出しましょう」と言いづらい面もあります。しかし、緊急事態宣言が出されたときも、運動のための近所を歩くのは「不要不急」にあたらないとされていたように、**屋外であれば人混みに近づかない限り感染の心配はほとんどありません。**

肺の病気がない人でも、外出自粛を続けている高齢者は同じような危険性があります。外出自粛により、筋力が著しく低下すれば、最近話題になっているフレイル（虚弱）の危険性もありますし、肺の機能も低下します。

散歩（歩くこと）は、足腰の筋力を維持する最も基本的な運動です。歩くのがしんどい人は、それだけ筋力が落ちている可能性があるので、まず散歩の習慣をつけて、少しずつ歩く距離を延ばすことから始めましょう。

慢性呼吸器不全の人には、呼吸と歩調を合わせながら、息切れしないでゆっくり歩けるペースをまずつかんでもらいます。例えば、3歩進む間に息を吸い、5〜6歩進む間に息を吐き出すようにします。

また階段や坂道を上るときは息切れしやすいので、まず立ち止まって息を吸い、吐くときに上るようにするとよいといわれています。

激しい運動をしなければ息切れの心配がない健康な人であっても、普通に歩くことは十分運動の効果があります。歩数計があれば、1日の歩数を計ってみましょう。1日に何歩と決めるよりも、まず休まずに歩ける距離（歩数）が増えていくことを目標にするとよいでしょう。それだけ体力が向上したことの証にもなります。

散歩をレベルアップするなら、ウォーキング（早歩き）がおすすめです。やや息が上がるくらいのペースで早歩きすることで、心肺機能が鍛えられます。酸素をたくさん吸いながら歩くことで、脂肪燃焼効果が得られるので、肥満ぎみの方には特におすすめです。

肺を若返らせるおすすめ運動

散歩やウォーキング以外にも、肺の若返りに効果が期待できる運動があります。1つは**腹筋運動です。腹筋の筋力があると、横隔膜を大きく動かすことができるので、肺の機能が高まるのです。**

横隔膜そのもののトレーニングも重要です。先に紹介した論文のプログラムには、「腹部重錘《すい》負荷法」という運動があります。これはおなかに重りを載せ、その重さに耐えることで横隔膜を鍛える運動です。

論文によると「腹部重錘負荷量は5分間安定して耐えられる最大重量から開始（通常2〜2・5kg）し、以後3kgを最終目標に1〜2週で+0・5kgずつ負荷を増やして」いったとのことです。

腹筋に関しては、あおむけに寝て、上体を起こす腹筋運動ができる人なら、それを行ってもよいでしょう。ただし決して無理をしてはいけません。自分でできる方法で、腹筋を鍛えましょう。

また呼吸リハでは、座ったままできる運動として、両肩の上げ下げ、首を回す、上体を左右に曲げる、上体を回す、上体を前後に曲げる、といったストレッチ運動も推奨されています。

これらのストレッチ運動は呼吸筋をやわらかくして、肺の機能を高める効果が期待できるといわれています。

さらに下半身の運動で、全身の持久力を向上させる運動として、20㎝の高さの踏み台昇降や階段昇降、エルゴメータ（室内で自転車をこぐ器具）、トレッドミル（室内で歩行する器具）などを用いたトレーニングもすすめられています。

どうしても外出したくないという人は、このような器具を使って、屋外歩行の代わりにするのも1つの方法です。

健康な人であれば、ウォーキングよりも負荷をかけるジョギングや、登山、水泳なども全身の持久力を高める運動としてすすめられます。ただ現在は、公共のプールが閉鎖中など、さまざまな制約も予想されるので、できることから始めてください。

太ももの筋肉が肺の老化を防ぐ

これまでお話してきたように、全身の筋肉の中で最も大きく、そして重要なのが太ももの筋肉です。筋肉の名前でいうと、大腿四頭筋《だいたいしとうきん》です。

大腿四頭筋は大腿骨につながる4つの筋肉（内側広筋《ないそくこうきん》、中間広筋《ちゅうかんこうきん》、外側広筋《がいそくこうきん》、大腿《だいたい》直筋《ちょっきん》）の総称です。全身の筋肉の中で最も強く大きな筋肉で、ひざの曲げ伸ばしをする作用があります。

下肢が固定された状態で、大腿四頭筋（特に大腿直筋）が縮むと、骨盤が前傾します。骨盤が前傾すると、背骨や肋骨を介して、下部胸郭の運動にも関わります。

また大腿四頭筋（大腿直筋）は、骨盤を介して腹筋（腹直筋《ふくちょくきん》）とつながっています。腹直筋が動くと腹腔内の圧力が上昇し、横隔膜を動かします。しかし大腿四頭筋の筋力低下が進んでいると、腹直筋を動かす機能も低下するため、呼吸運動も制限されてしまうのです。

下半身の筋肉は、呼吸とはそれほど関係ないと思われがちですが、実は呼吸筋とつ

ながっている筋肉はたくさんあります。その中でも最も影響があるのが大腿四頭筋なのです。

肺の病気がある人の場合、大腿四頭筋の筋力はＡＤＬ（日常生活動作）と関連しています。例えば、急性呼吸不全の患者さんは、入院して寝たきりになることと、筋肉の炎症のため、筋肉が萎縮しやすいという報告があります。

国際医療福祉大学の研究者たちによる『急性呼吸不全患者における大腿四頭筋筋厚と日常生活動作の関連性』という論文では、大腿四頭筋厚（筋肉の厚さ）とＡＤＬの関連について研究しています。

研究の対象となったのは、急性呼吸器不全で入院した患者26人（平均年齢74・9歳）です。もともとの病気は、ＣＯＰＤ８人、間質性肺炎12人、非結核性抗酸菌症６人でした。これらの病気が悪化して入院することになったのです。

この人たちの筋肉を超音波を用いて撮影し、厚さを測定しました。一方、ＡＤＬについては「ＮＲＡＤＬ」という評価方法で数値化しました。そして数値が50点未満をＡＤＬ低下群、50点以上をＡＤＬ維持群としてそれぞれの群を比較検討しました。

結果は「大腿四頭筋厚とADLには中等度の相関を認め」ました。そして「ADL低下群で、有意に大腿四頭筋厚の低下が認め」られました。この結果を受けて、論文では「大腿四頭筋厚とADLにおいて関連性が示された。またADL低下群で筋萎縮が顕著となるため、早期により廃用性萎縮の予防が必要と考えられた」と考察しています。

「廃用性萎縮」というのは、筋肉を長期間使わないことで生じる萎縮のことです。慢性の肺の病気でADLが低下している人は、入院すると筋肉の萎縮が一気に進むので、普段から筋肉の萎縮の予防、つまり運動が必要だということです。

同じようなことは、肺の病気がない人でも起こります。あまり動かない生活を続けていると、筋肉や骨、関節などの運動器が衰えて、ロコモティブシンドローム（運動器症候群）におちいります。

ロコモティブシンドロームは「ロコモ」と略されているので、知っている人もいると思います。

例えば、前述のように大腿四頭筋はひざ関節の曲げ伸ばしに関わっているため、萎縮が進むとひざ関節に障害が起こり、歩けなくなる人もいます。特に高齢者は加齢による筋力低下も起こるのでロコモになりやすく、介護が必要になったり、寝たきりの原因にもなっています。

寝たきりになると、呼吸筋が萎縮して呼吸機能が低下したり、嚥下筋の低下により誤嚥性肺炎を起こす可能性もあります。肺の健康のためにも、大腿四頭筋はできるだけ維持することが望ましいのです。

新型コロナウイルス感染症も、重症化して長期入院すると、筋力が著しく低下します。大規模な院内感染で、エクモを使うほど重症化した内科医の手記が公開されていますが、「入院期間は3週間以上におよび、退院後は、筋力の低下とコロナウイルス感染による肺障害から、日常生活を送れるようになるまで数週間のリハビリテーションを必要としました」と証言しています。

このようにたとえ廃用性萎縮について十分理解している現役の医師でも、入院すれば筋肉は萎縮します。万が一、感染症などで入院したときのために、普段から筋力強化、特に大腿四頭筋を強化する運動を心がけておきたいものです。

スクワットは肺に効く最強の運動

大腿四頭筋を効率よく鍛える運動に、スクワットがあります。最近、いろんな人がすすめてブームになっているので、知っている人も多いのではないでしょうか。

基本的なやり方は、両足を肩幅ぐらいに開いて立ち、ひざを曲げながら腰を落とした後、ひざを伸ばしながら腰を元の位置に戻します。この動きを何回か繰り返す運動です。

ポイントは腰を落とす際、できるだけひざがつま先より先に出ないようにすることです。こうしないと大腿四頭筋に十分な負荷がかかりません。ただし最初は無理のない範囲で行ってください。それさえ気をつければ、誰にでもできる簡単な運動です。

本書では肺トレ③（22ページ）として、やり方を掲載しています。肺の老化を防ぐ運動の中で最も大事な運動なので、ぜひ覚えて行うようにしてください。大腿四頭筋の筋力が低下している人は筋力アップにつながります。また大腿四頭筋がそこそこある人でも、スクワットを習慣にすることで、筋力を維持したり、今以上に筋力を強化することができます。

スクワットは短時間でできる運動です。またやり方が正しければ、毎日行う必要はなく、週3回くらいでも効果があるといわれています。

にもかかわらず、3日坊主で終わってしまう人も多いともいわれています。その理由はおそらく、最初はきつく感じるからではないかと思います。

肺トレ③のやり方では、目安の回数を示していますが、誰でも最初からこの回数ができるわけではありません。大腿四頭筋の筋力には個人差があります。筋力が落ちている人の中には、2〜3回やっただけで「もうダメ」という人もいると思います。それなら、その回数でかまいません。しばらく続けているうちに、できる回数が増えて、やがて目安の回数までできるようになるでしょう。

またスクワットは室内でできるという利点もあります。散歩は雨が降っているときはおすすめできませんが、室内でできる運動なら天候に関係なくできます。広い場所も必要としないので、テレビのCMの時間中に行うなどすれば、わざわざそのための時間をとる必要もありません。

高齢者にもできる方法がある

スクワットは、誰でもできる簡単な運動といいましたが、高齢者などでかなり筋力が衰えている人は、転倒や関節を痛める危険性がありますす。腰を落とすと転びそうになる人は、イスの背もたれなどにつかまるなど、転倒防止対策をして行いましょう。

また、ひざが90度になるまで腰を落とすと、1回もできないという人は、そこまで曲げなくてもかまいません。できる範囲で、かつ「ややきつい」と感じるくらい腰を落とすだけでも効果があります。この「ややきつい」は大事なことで、最低限の負荷はかけないと筋力はアップしません。


立った姿勢では不安だという人は、24ページのやり方を試してみましょう。イスに座った姿勢から立ち上がるスクワットです。これなら転倒の心配はありません。

ポイントは反動をつけずに立ち上がることです。反動をつけて立つと、大腿四頭筋に負荷がかからないので、効果がありません。

また再びイスに座るときも、ゆっくり腰を落としていくようにします。そして最後は座ってしまってかまいません。

このやり方でも、続けているうちに大腿四頭筋が強化されていきます。失敗しても、イスに座るだけですから安心です。最初は何度か失敗しても、だんだんお尻をイスから離したままできるようになるでしょう。

イスを使ったスクワットも難しい人は、イスに座った姿勢から片ひざを上げて伸ばす「ひざ伸ばし運動」から始めてください。

足はまっすぐ伸ばします。このとき大腿四頭筋が緊張するので、筋肉に負荷がかかります。目標の回数を行ったら、もう一方の足も同じように行います。ひざ伸ばし運動ができるようになったら、イスを使ったスクワットに。それもできるようになったら、立った姿勢でのスクワットに進みましょう。

大事なのは長く続けることです。肺の若返りに最も効果のある運動ですから、やめないで継続してください。

ベロトレで誤嚥性肺炎を防ぐ

肺トレ④足あげ運動（26ページ）と、肺トレ⑤ペットボトル運動（27ページ）は、特にCOPDの人におすすめしている体操です。

足あげ運動はおしりや太ももの後ろ側の筋肉を強化するので、スクワットやひざ伸ばし運動と一緒に行うと、太もも全体をバランスよく強化することができます。

ペットボトル運動は上半身の筋力を強化する運動です。余裕がある人は、下半身の筋肉だけでなく、上半身も強化しましょう。ペットボトル運動はベッドで横になったままできるので、始めやすい運動だと思います。

そして肺トレ番外編として紹介するのが、誤嚥性肺炎を防ぐベロトレ（30ページ）、舌のトレーニングです。

舌を思い切り前に出したり、引っ込めたりを繰り返すことで、舌を動かす筋肉が強化され、誤嚥を防ぐ効果が期待できます。

ベロトレと合わせて、首トレや口トレも行うと、より効果が期待できます。首トレは、肩の力を抜いて、首をゆっくり前後、左右に動かし、首筋をしっかり伸ばすようにします。口トレは、ほおをふくらませたり、へこませたりを繰り返します。

こうしたトレーニングは、食べ物を口に入れずにできるので、何より安全です。食べるときに頻繁にむせるなど、嚥下機能の低下が気になる人は、誤嚥性肺炎の予防のためにベロトレ、首トレ、口トレを始めましょう。

もう1つ、食べ物を口に入れずにできる予防法に、発音のトレーニングがあります。舌の筋肉が衰えて舌の動きが悪くなると、正しく発音できなくなります。会話している相手も、何を言っているか聞きとりづらくなり、コミュニケーションをとるのが難しくなります。

会話がしづらくなったと感じてきたら、発音のトレーニングを行ってみてはいかがでしょうか。やり方は、パ行（パピプペポ）、ラ行（ラリルレロ）、タ行（タチツテト）、カ行（カキクケコ）を繰り返し発音するだけです。これらの音を発するときは、食べ物を飲み込むときに使う口、舌、のどなどの器官を使うので、発音するだけで、それらの器官を鍛えることができるのです。

もちろん、誤嚥性肺炎を予防するには呼吸機能も重要です。**呼吸機能を高めると、万が一、誤嚥して食べ物が気管に入ってきた場合でも、肺炎になりにくいことが分かっています。**口すぼめ呼吸や腹式呼吸などの肺トレも忘れずに行って、肺の機能強化も忘れないようにしてください。


誤嚥性肺炎を防ぐには、食事のときに気をつけることがあります。まず食事をするときは、イスに深く腰をかけ、正しい姿勢で食べます。また姿勢が崩れる要因になるので、テレビを観ながらなどの「ながら食事」はやめるようにしましょう。

また**肉などは小さく切ってから食べる、食べ物は少量ずつ口に入れてよく噛む、口の中のものをいったん飲み込んでから次のものを口に入れる、**といったことも注意しましょう。

そして食事のときは、**急がずにゆっくり食べることを心がけましょう。**嚥下機能が低下している人は、急いで食べるとどうしても誤嚥しやすくなります。若い頃から食べるのが早い人は、早食いの習慣を改善しましょう。

肺トレを習慣にして肺の機能を強化

この章では肺を鍛える運動である肺トレについてお話ししました。肺トレのやり方は、17ページからカラーで掲載していますので、それを見ながら覚えてください。

この章でもお話ししましたが、肺の機能を高めるために大事なのは筋肉。中でも1番重要なのが大腿四頭筋です。

大腿四頭筋が強化されれば、今まで歩くのがきついと感じていた人も、楽に歩けるようになります。一方、歩くことは大腿四頭筋の筋力低下を防ぐので、肺トレ③のスクワットなどで筋力が改善してきたら、どんどん歩く習慣をつけましょう。歩くことで結果的に肺の機能も強化されていきます。肺の機能が高まれば、万が一、感染症になったときでも、重症化が防げる可能性があります。

もう1つ、感染症による重症化を防ぐには、免疫力を高めておくことも大事です。免疫力を高めるのは肺トレ②の腹式呼吸です。ゆっくり腹式呼吸を行うことで、自律神経を、活動モードの交感神経優位から、リラックスモードの副交感神経優位に切り替えて、免疫力を高める効果が期待できます。特にストレスの自覚がある人は、意識的に腹式呼吸を行うようにして、ストレスをうまく解消するようにしましょう。

しかし肺の機能を高め、免疫力を高めても、感染症による重症化リスクをゼロにすることはできません。新型コロナウイルス感染が拡大している現在、最も大事なことは感染対策です。次章では感染を防ぐ方法についてお話しします。

終　章

新型コロナ＆インフルエンザの感染を防ぐには？

感染症予防の原則はどれも同じ

新型コロナウイルス感染症による重症化を防ぐ基本は、何よりもまず感染しないことです。インフルエンザウイルスには抗ウイルス薬やワクチンがありますが、新型コロナウイルスはまだ治療薬が開発されていません。最も大事なのは感染を防ぐことなのです。

感染を防ぐといっても、感染症予防の基本はどれも同じです。新型コロナウイルスの感染経路は、飛沫感染と接触感染です（一部空気感染するという説もある）。

接触感染は、感染者のせきやくしゃみなどから、ウイルスが細かい唾液などにつつまれて空気中に飛び出し、他の人に感染させます。**飛沫感染を防ぐには人との距離を2m程度保つことが基本です。**つまり飛沫を浴びないように、ソーシャルディスタンスをとるということなのです。

これに対して、接触感染は飛沫によってウイルスが付着した物に触れ、その手で顔（鼻、口、目）を触ることで感染します。例えば、電車の中ではつり皮や手すりなどにウイルスが付着しているかもしれません。接触感染を防ぐ基本は手洗いや消毒です。**ウイルスが手についても、十分手を洗えばウイルスは洗い流されます。**

またテーブルなどにウイルスが付着している場合は、アルコールなどで消毒すれば感染は防げます。

ウイルスは目に見えないので、ウイルスがいる可能性のある物は消毒する必要があります。ウイルスは人間の体外ではいずれ死滅しますが、体外でどのくらい生きるのかはよくわかっていません。

コロナウイルスの仲間であるSARSやMARSの研究では、正しく消毒しないと、ウイルスは金属やガラス、プラスチックの上で最長9日間生きられるとも報告されています。

ちなみに、つるつるな表面ほどウイルスは長生きするといわれています。また一部のウイルスは最長で28日間生きられるという報告もあります。

いずれにしても、「1～2日たったから大丈夫」というレベルではないので、よく触れる物は頻繁に消毒しておくことが大事です。

殺菌、除菌、滅菌、抗菌の違いは？

消毒にはどんな薬品などを用いればよいのでしょうか。最近のドラッグストアでは「除菌グッズコーナー」などがありますが、消毒と除菌はどう違うのでしょうか。

またテレビのバラティー番組（NHK『チコちゃんに叱られる！』2020年7月10日放送）で、殺菌、除菌、滅菌、抗菌の違いについて紹介していましたが、この違いは何でしょうか。

大前提として、ウイルスと菌（細菌）は別のものですが、ここではあえて区別はしないでおきます。

まず殺菌ですが、その意味は文字通り「菌を殺す」ことです。たとえすべての菌を殺さなくても、数が減れば殺菌したことになります。医薬品や医薬部外品に使える表現で、市販薬や薬用せっけんの表示によく見られますが、実は死滅させる菌の量にも明確な定義はありません。

除菌の意味は「菌を取り除く」ということです。殺菌も除菌に含まれますが、医薬品や医薬部外品以外では「殺菌」という言葉を使えないので、食器用洗剤や洗濯用洗剤、アルコールスプレー、漂白剤などにはこの表現が用いられます。

抗菌は「菌の増殖を抑制する」という意味で、あらかじめ菌がすみにくい環境をつくることを指します。殺菌や除菌のように、菌を直接殺したり、取り除いたりする効果はありません。あくまで菌の増殖を抑制したり阻害したりするだけです。便座や靴下、台所用スポンジなどに「抗菌」の表示が見られますが、これにも明確な定義はありません。

滅菌は「有害・無害を問わずあらゆる菌を死滅除去する」という意味で、他の3つに比べて最も強力です。病院の手術器具や注射器などに行うもので、日常生活ではあまり耳にする機会がないと思います。

これらに対し、**消毒は人体や有害な物質を除去したり、無害化することを意味します。**あくまで生存する病原体の数を減らすための処置法で、すべての微生物を殺したり、除去したりするものではありません。

現実的な対策としては、ウイルスの数を減らすだけでも感染症の予防効果が期待できます。大事なのはその数をできるだけ減らすということです。

手洗いは最強の感染症対策

手術室に入る前の医師や看護師は徹底的に手洗いをして、患者さんへのウイルスや細菌の感染を防ぎます。

そもそも医療関係者は普段から「手洗い」をしっかり行うのが習慣になっています。新型コロナウイルス感染症対策として、マスコミなどでは「手洗い」の徹底が叫ばれていますが、みなさんはどんな洗い方をしているでしょうか。

女性はわりあいていねいに手を洗う習慣があるようですが、男性の場合はトイレから出て手を洗うとき、指先だけを流水につけて2〜3秒で手洗いを終えてしまう人も多いようです。これでは感染症の予防効果は期待できません。

まず石けんがあるなら、必ず石けんを使います。石けんに入っている界面活性剤は、本来混じり合わない水と油を混ぜあわせて、汚れだけでなくウイルスなどの病原体も洗い流します。そのため、**石けんを使うときは、よく泡立てることがポイントです。**泡立てることで、手全体や手のしわなどに石けん液がよくいきわたります。

正しい手の洗い方

手洗いの前に
・爪は短く切っておく
・時計や指輪は外しておく

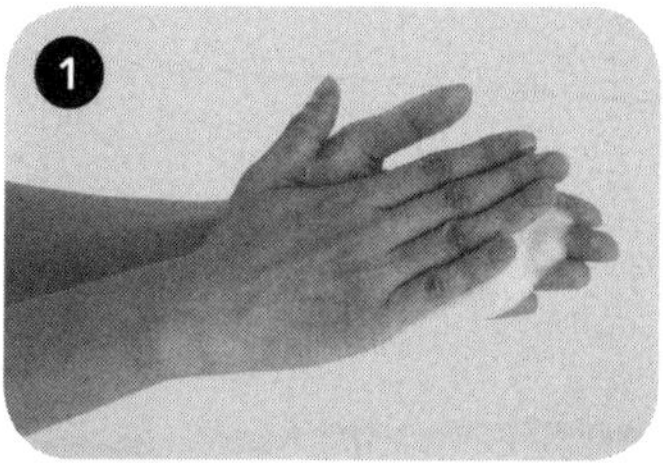

流水でよく手をぬらした後、石けんをつけ、手のひらをよくこする

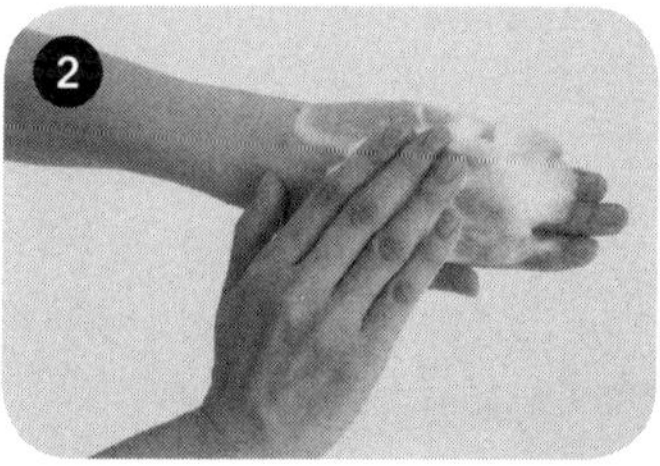

手の甲に伸ばすようにこする

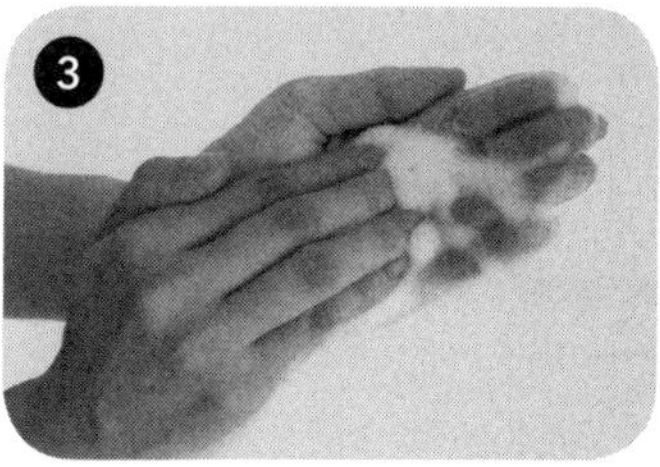

指先・爪の間を念入りにこする

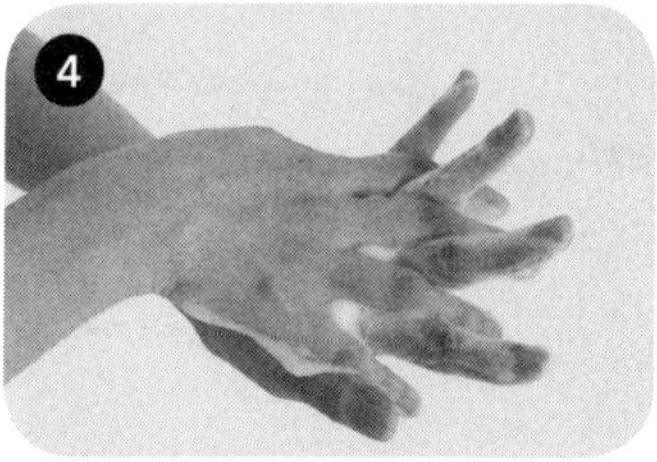

指の間を洗う

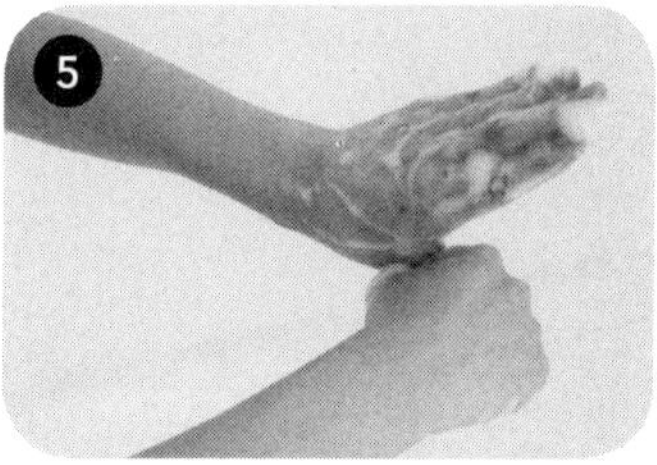

親指と手のひらをねじり洗いする

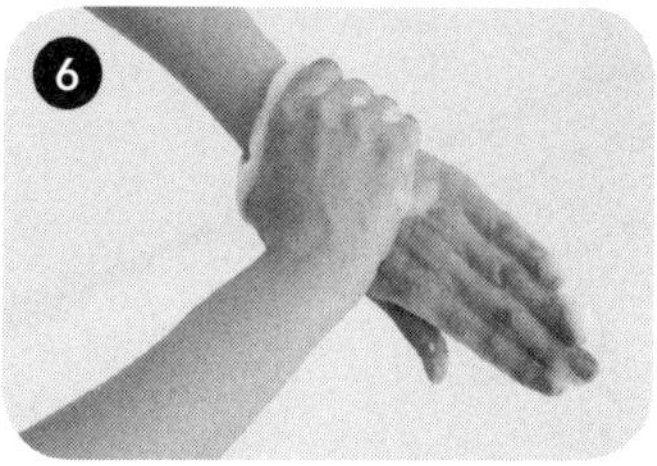

手首も忘れずに洗う

石けんで洗い終わったら、十分に水で流し、清潔なタオルやペーパータオルでよく拭き取って乾かす

＊厚生労働省のウェブサイトより

手のひらだけでなく、手の甲、指先や爪の間、指の間、手首まで石けんでよく洗います。そして流水で石けんをしっかり洗い流し、清潔なタオルやペーパータオルで拭きとります。前のページに厚生労働省が新型コロナ対策として推奨している手洗い法を紹介しましたので、参考にしてください。

正しく手洗いするには最低でも30秒かかります。30秒の手洗いを身につけるために、スマホのストップウォッチなどを使って計ってみるとよいでしょう。また誕生日のときに歌う**『ハッピー・バースデー・ツー・ユー』を2回歌うと、だいたい30秒ぐらいになるといわれています。**ただし急いで歌ったら30秒にならないので、普通の速さで歌ってください。

外出先など、石けんがないときは時間をかけて水洗いするだけでもかまいません。ウイルスの数は、流水による15秒の手洗いだけでも、100分の1程度に減らせるといわれているので、手を洗える機会があるときは洗ったほうがよいのです。

外出先から帰宅したときの手洗いは最も重要です。またウイルスは糞便中にも排出されるので、トイレの後の手洗いもしっかり行いましょう。ただし感染者の糞便から感染するリスクは低いとされています。

アルコールは手洗いの補助と考えよ

最近は、いろんな店舗の入り口にアルコール消毒液が置かれています。これは感染対策としてはすばらしいサービスですが、それに慣れて手洗いをおろそかにしてしまうことが心配です。

手指《しゅし》衛生の基本は手洗いです。アルコール消毒は手洗いができないときに、その代わりになるものと考えるべきで、手が洗える環境があれば、まず手洗いをすることが大事です。

その際、石けんが置いてあるのなら、必ず石けんを使って30秒の手洗いをするように心がけましょう。

アメリカで報告された学会のデータによると、手洗いを水だけのグループと、石けんを使ったグループに分けて調べたところ、**水洗いだけのグループは、石けんを使ったグループの3倍の人が風邪や肺炎にかかった**といいます。まずはやはり石けんを使った手洗い、そしてそれができないときは、水だけの手洗い、およびアルコール消毒液を活用するのがよいと思います。

最近は持ち運びできるアルコール消毒液（ジェルタイプもある）が普及しています。医師の中には、こうしたアルコール消毒液のボトルを首からぶら下げている人もいます。医師は何か処置をする前後で手洗いしますが、それができない場合も想定して、ボトルを下げているのです。

一般の人なら、電車に乗るときなどに活用できるでしょう。例えば、つり革に触れるのは感染リスクがあります。そんなときはアルコール消毒液の出番です。使い方としては、**つり革に触れた後だけでなく、触る前にも消毒することで、よりリスクを減らせます**。自分の身を守るために、アルコールのボトルを持ち歩くのはよいことだと思います。

アルコール消毒した後も、それで安心せず、手が洗えるときは洗いましょう。例えば、食事の前の手洗いは基本中の基本ですが、外食をするときも、お店のトイレを借りて、手洗いをするくらい徹底してもよいかもしれません。手洗いとアルコールをうまく組み合わせて感染対策をしてください。

マスクはおもに人にうつさないためにする

今や世界中の人が新型コロナウイルス対策のためにマスクをするようになりました。これまで、インフルエンザなどの患者さんがせきやくしゃみで飛沫を飛ばさないために、マスクをするのは有効といわれてきました。

逆に健康な人が感染予防にマスクをするのは効果がないといわれてきました。このような研究は、いくつかあるのですが、いまだ結論が出ていません。

例えば、インフルエンザの患者さんがマスクを着用することで、家庭内感染を防げるかどうかを検討したフランスの調査では、予防効果は認められませんでした。

こうしたことから、新型コロナウイルスも、最初の頃はせきなどの症状がある人がマスクをするのは、他の人にうつさないために有効であるが、症状のない人がマスクをするのは意味がないといった論調もありました。事実、WHO（世界保健機関）も、当初は健康な人が着用しても感染を予防できる根拠がないため、マスク着用を推奨していませんでした。

ところが、新型コロナウイルスは感染しても無症状の人が比較的多いため、その人たちが会話する際などに出てくる飛沫を防ぐ効果があるといわれ始めました。

そこでＷＨＯも、２０２０年6月より、それまでのマスク着用に関する指針を変更し、感染が広がっている地域では、公共の場でのマスク着用を推奨することになったのです。

このように**マスクは自分の感染予防のためではなく、人にうつさないために着用するものとされています。**ただ、最近になり新型コロナウイルスに関しては、マスク装着者自身の感染リスクを下げる効果も（そして感染した場合の重症化を抑える効果も）ある程度あるのではないか、という意見もあります。いずれにしても日本のように感染者も非感染者もマスクをしているのであれば、社会全体として感染リスクを減らす効果が十分期待できます。それにマスクをしていると、指先で口を触るのを防げるため、手指からの接触感染を防ぐ効果も期待できるでしょう。

ただしマスクも正しく着用しないと効果はありません。一般的な使い捨ての不織布マスクを例にすると、ノーズフィッター（ワイヤーが入っていて触ると固い部分）を鼻筋に合わせて曲げて、隙間ができないようにすることが大事です。不織布マスクをしている人の中には、ノーズフィッターを曲げずに着用している人がいますが、これではすき間の間から飛沫が飛んでいきます。

また口だけをマスクで覆い、鼻を出している人がいますが、ウイルスは鼻からも出入りするので、これも感染対策としては問題があります。

鼻からマスクを出してしまうのは、苦しかったり、暑かったりするからでしょう。特に夏の暑いときにマスクをしていると、熱中症のリスクが高くなります。その場合は、状況に応じてマスクを外すことも必要です。

厚生労働省も「屋外で人と十分な距離（少なくとも2m以上）が確保できる場合には、熱中症のリスクを考慮し、マスクをはずすようにしましょう」と注意喚起しています。

いずれにしても屋外で周囲に人がいない場所ではマスクをする必要はありません。逆にマスクをしていても、ソーシャルディスタンスは大事です。ウイルスはマスクの編み目を通過できるほど小さいので、人がいる場所では、マスクをしていても、最低1mの距離は確保するようにしたいものです。

うがいやお茶のちょい飲みも効果的

ウイルス感染の予防にうがいは効果があるのでしょうか。2002年から2003年の冬季に、北海道から九州までの全国18地域で、うがいによる風邪の予防効果を京都大学の研究グループが検証しています。

387人の被検者を、「水うがい群」「ヨード液うがい群」「うがいをしない群」の3つのグループに分け、2カ月間実行してもらいました。その結果、うがいをしない群では1カ月あたり100人中26・4人が風邪を引いたのに対し、水うがい群は17・0人、ヨード液うがい群は23・6人でした。

各グループ間のデータのばらつきをそろえて解析すると、水うがいをした場合の風邪の発症率は、うがいをしない場合に比べて、40％低下していることが分かりました。一方、ヨード液うがいでは12％の低下にとどまり、統計学的に意味のある感染予防効果は認められませんでした。

この研究は、2005年、米国予防医学会機関誌に掲載されましたが、その中で、ヨード液でそれほど効果が出なかった理由として、ヨード液がのどの常在菌のバランスを崩して、ウイルスの侵入を許したり、のどの正常細胞を傷つけている可能性が考えられるとコメントしています。

この研究からも、**うがいは新型コロナウイルスの感染を予防する可能性があるといえます。しかし、ヨード液などのうがい液を用いる必要はありません。むしろ水だけでうがいをしたほうが高い効果が期待できると考えられます。**

適切に水分を摂取することも、新型コロナウイルスやインフルエンザの感染予防のためには重要です。

のどや鼻の粘膜には線毛と呼ばれる毛がびっしり生えていて、ウイルスや細菌を体外に排出して、粘膜からの侵入をふせぐ働きがあります。ところが、体内の水分量が減ると線毛が乾燥するので、ウイルスなどを排除する線毛活動が鈍くなってしまうのです。

外出が長引いたときや、のどが乾燥しやすい環境にいるときは、ペットボトルの水やお茶などで、こまめな水分補給を心がけるとよいでしょう。

窓をこまめに開けて換気

新型コロナウイルスの感染対策で出てきた新語の1つに3密（3つの密）があります。**3密とは密閉、密集、密接のこと**をいいます。窓のない密閉された場所、人がたくさん集まる密集、人と人とが近づきする密接。この3つを避けることで、感染予防をしようというスローガンです。

特に、密閉した場所に人がたくさん集まって密集すると、クラスター（集団感染）の危険性があるので、できるだけ避けるようにともいわれてきました。

密閉がよくないのは、ウイルスを含むエアロゾル（空気中に液体ないしは固体の微粒子が広がった状態）が、空気中をただよってしまうからです。しかし窓がある部屋なら、窓を開けて換気すればエアロゾルは外に飛んでいってしまいます。

換気はとても大事な感染予防法の1つです。厚生労働省も、多数の人が利用する商業施設などでは、換気を実施することを求めています。

感染しても無症状であれば、誰が感染しているのかわかりません。そのため家庭でも、家族や来客が持ち込んだウイルスがエアロゾルとなって、空気中をただよう可能性があります。これを防ぐには、窓を開けて換気することが有効なのです。

神戸大学医学部附属病院病理診断科の伊藤智雄氏は、『新型コロナウイルス感染を防ぐ換気法に対する私見』で、密閉した状態で人の交わる環境を作らないために、窓開けの励行を提唱しています。

エビデンスとしては、2004年にベトナムでSARSがアウトブレイク(感染拡大)したとき、感染者を受け入れたバックマイ病院の例を紹介しています。

陰圧室(ウイルスの外部流出を防ぐ病室)のない同病院では、病室の窓を中庭に開放し、さらに扇風機で空気を動かすようにしました。これ以外の対策もとられたのですが、同病院は「医療関係者への院内感染を全く発生させずに感染を終息させることができた」のです。

もちろん、「窓を開ければ人が密集してよいわけではない。手指衛生などの基本的対策も必要であることは言うまでもない」のですが、意識的に窓を開けて換気することは、感染予防対策の1つに加えてよいでしょう。

質のよい睡眠や入浴などで免疫力を高める

ウイルスが体内に侵入しても、免疫力が高ければ増殖するのを防げる可能性があります。

免疫力を高めるために大事なことの1つが、**質のよい睡眠をとることです。**睡眠時間とIgA（粘膜面で主体的に働いている免疫物質）の関係を調べた研究がありますが、睡眠が6時間以下で、**時間が短いほどIgAの分泌量が減っていました。**

また睡眠の質と免疫力の関係では、質のよい睡眠をとっている人ほど、風邪の発症率が低下していました。

さらに同じ研究では、睡眠時間が7時間未満の人は、8時間以上の人に比べて、約3倍風邪にかかりやすいことがわかりました。

ただしこれまでの研究結果から、睡眠は短すぎても長すぎても良くないと考えられています。

また睡眠の質を高めるには、寝る1～2時間前に、ぬるめのお湯（40℃前後）にゆったり湯船につかることをおすすめします。ゆるめのお湯につかることで、副交感神経が優位になり、リラックスして眠りやすくなるのです。

また人間の体は深部体温が下がるときに眠気が起こります。寝る1~2時間前に入浴して深部体温を上げておくと、お風呂上がりから体温が下がりはじめ、眠気を誘発できるといわれています。

この他、**運動することでも免疫力は向上します**。本書の肺トレや、散歩なども免疫力を高める効果が期待できる運動ですので、休まず続けましょう。ただし過度な筋力トレーニングは逆効果なので注意してください。

食事も栄養をバランスよくとることで、免疫力は維持されます。逆に、栄養が足りない低栄養の状態になると、免疫力は下がります。第4章を参考にして、バランスのよい食事をとるようにしてください。

ストレスも免疫力を低下させます。ストレスで緊張を感じている人は、意識してゆっくりした時間を持つようにしましょう。その際、肺トレ②の腹式呼吸を行えば、自律神経を交感神経から副交感神経優位に、素早く切り替えることができるでしょう。

持病がある人は治療をやめない

新型コロナウイルスの感染が心配だからと、病院などの受診を避ける人が増えています。それも医療機関の経営に影響するほど多くの人が、病院やクリニックに行くのをためらっています。特に、緊急事態宣言が発令された2020年4～5月は、私のクリニックも待合室がガラガラの状態でした。いつもは多くの患者さんで混み合う大学病院でさえ外来患者が一時期5割減になったところもあったと聞いています。その後も医療機関全体として患者さんの数は、前年並みには回復していません。

基礎疾患がある人は、万が一、感染したときには重症化するリスクが高くなります。**基礎疾患をしっかりコントロールするため、特に継続して処方されている薬がある場合、「今はそんなに具合が悪くないから」といった理由で、自分の判断で通院をやめてしまうのは危険です。**

薬だけではありません。例えば糖尿病の患者さんは、定期的に血液検査を受けて、血糖値などの数値を調べないと、病気が悪化していないかどうかの確認ができません。しかし定期的な通院をやめれば検査ができないので、もし悪化していた場合でも治療薬剤の調整などができなくなります。

呼吸器の病気では、COPDや間質性肺炎などが心配です。特に新型コロナウイルスは比較的肺炎を起こしやすいので、呼吸器の持病がある人が通院をやめるのはとても危険なのです。

ところが、それまで治療を続けていて、ある程度、症状が安定している患者さんの中には、受診することが「不要不急」にあたると思っている方もいるようです。しかし、国や地方自治体も言っているように、医療機関を受診するのは不要不急にはありません。まずその考え方を改める必要があります。

またなんらかの持病で通院していなくても、何か気になる症状がある人は診察を受けるべきです。もしかしたら、治療が必要な病気が隠されているかもしれません。

仮に受診して何も問題がなかったとしても、「行くべきではなかった」と思う必要はありません。治療すべき病気があるか、ないかは医師でないと判断できません。気になる症状があれば、ためらわずに病院に行くべきなのです。

医療機関の感染対策は万全か？

通院をためらってしまうのは、病院の待合室などで感染するのではないかと心配になるからでしょう。

確かに当初都内の病院で大規模なクラスターが発生したことを含め、複数の医療機関で院内感染が発生したのは事実です。病院に行きたくないという人は、こうしたニュースがまだ記憶に新しいのではないでしょうか。

しかし3月の頃よりも、新型コロナウイルスの特徴がわかってきた現在では、ほとんどの医療機関の感染対策は徹底されていると考えられます。

日本環境感染学会の『医療機関における新型コロナウイルス感染症への対応ガイド第3版』では、以下のような対応をすすめています。

まず、すべての医療機関に新型コロナウイルスの感染者が受診する可能性があることから、感染が疑われる症状がみられる患者さんに対し、受診の方法を病院のホームページや入口付近の掲示板などで案内するようになっています。

また、すべての外来患者さんに対し、感染が疑われる症状があるかどうかを、体温測定や問診票で確認することが望ましいとしています。

その結果、新型コロナウイルス感染症が疑われる患者さんには、サージカルマスク(医療用マスク)をしてもらい、他の患者と一定の距離を保てるように専用の場所に移動させます。

一方、感染が疑われる患者さんと接触する医師や看護師も、サージカルマスクをして、患者さんと接触する前後には手指衛生を確実に行います。

さらに呼吸器の症状などがあり、酸素飽和度(血液中の酸素濃度)が低下している患者さんや、CTで新型コロナウイルス肺炎に特有の影が見られる患者さんには、防護服を着用して診察することを検討。また患者さんとは1m以上の距離を保つことを心がけます。

この対応ガイドに基づき、対応している医療機関が多いはずですので、医療機関を受診する人はそれほど神経質になることはありません。

受診するときに患者さんが気をつけること

私のクリニックでも、前述の対応ガイドを守っていますし、また診察中はできるだけ窓を開けるなどして、しっかり換気しています。ホームページでも感染対策をアピールしていますので、それを読んで安心して来院してくれる患者さんも増えつつあります。

しかし感染リスクをゼロに近づけるには、医療機関の努力だけでなく、患者さんの協力も必要です。**まず受診の際は、必ずマスクを着用すること**。また手指衛生も重要なので、**待合室でのアルコール消毒はもちろん、診察が終わった後、可能であれば手洗いしておけば安心です。また待合室では、他の患者さんとの間隔を空けて座るようにしましょう。**

自分1人くらい感染対策を適当にしても大丈夫と思わないことが大事です。医療機関に限らず、**このウイルスを終息させるには、みんなの協力が不可欠です。**

それでも感染が心配だという人は、混み合っている時間帯を避けたり、事前に予約をとって行けば安心できるかもしれません。

いつ混んでいるかは、病院やクリニックに電話すれば、比較的混まない時間を教えてくれるはずです。

例えば、私のクリニックは会社に勤めている人が多いので、平日の夜や土曜日の午前中は比較的混みます。場所によってはそうでない場合もあるので、あらかじめ問い合わせておくことが大事です。

継続して通院している人は、オンライン診療を利用する方法もあります。ただし、オンライン診療はどこにいても受けられるというメリットがある反面、何時でも受けられるわけではありません。むしろ時間は制限されるのです。

というのは、医師は直接来院する患者さんを診るのが基本となっています。私のクリニックでもそうですが、オンライン診療は、その間の限られた時間で行っているのです。その点においても、十分理解していただけると幸いです。

オンライン診療を受ける方法や、診療時間などについては、それぞれの医療機関に問い合わせてください。

インフルエンザワクチンを受ける

新型コロナウイルスの終息がなかなか見えないなか、冬になると高齢者が重症化しやすいインフルエンザの流行が始まります。新型コロナウイルスの感染が拡大するなか、例年のようにインフルエンザも大流行したら、いったいどんなことが起こるのでしょうか。

インフルエンザと新型コロナウイルスは発熱やだるさなどを始め、症状がよく似ています。またインフルエンザウイルスと新型コロナウイルスを同時に感染することもないとはいえません。

そのため、インフルエンザが流行する季節には、発熱の症状がある患者さんが、実際はインフルエンザだったとしても、ＰＣＲ検査の結果が出るまでは、新型コロナウイルス感染症の可能性がある前提で診察しなければならないケースも想定されます。

インフルエンザワクチンはインフルエンザウイルスの感染自体を抑えられるものではありませんが、ウイルスに感染しても発症を抑えることと、発症しても重症化させないという点で重要です。例えば65歳未満の成人における発症予防効果は70～90%とされていますし、65歳以上の健康な高齢者については、約45%の発病を阻止し、約80%の死亡を阻止する効果があったと報告されています。

またアメリカで2020年6月10日までの新型コロナウイルス感染症による死亡者数と、65歳以上の高齢者の2019～2020年のシーズンのインフルエンザ予防接種率の関係を調べたところ、高齢者のインフルエンザ予防接種率が高い郡では、新型コロナウイルス感染症による死亡リスクが低いことが示されました。事実、WHO(世界保健機関)は、2020年8月18日に、今年はインフルエンザの予防接種を積極的に受けるよう呼びかけています。

日本政府も新型コロナウイルス感染症とインフルエンザが同時流行した場合に備え、10月1日から始まったインフルエンザワクチンの接種に関して、原則65歳以上の希望者から始め、それ以外では医療従事者、重症化リスクが高い人、妊婦、小学校低学年までの子どもを優先するという方針で進められています。

感染対策をしつつ肺の不安を取り除く

本章では、現時点でできる新型コロナウイルスの感染対策について紹介しました。やるべきことはそれほど多くはありません。感染対策の基本は、手洗い、アルコール手指消毒、マスク、うがいなど、よくいわれていることばかりです。特に重症化リスクの高い人は、3密を避けることも大事です。**大人数での会食（飲み会）なども当面は避けたほうがよいでしょう。**

また冬にはインフルエンザの流行が始まるので、みなさん**インフルエンザワクチンを接種しておきたいものです。**インフルエンザの流行が来る前に、かかりつけ医などに相談しておくとよいでしょう。

しかし十分な感染対策を行っても、感染リスクをゼロにすることはできません。そのときに備えてやっておくことは、免疫力を高めておくことです。バランスのよい栄養、質のよい睡眠、入浴、ストレス解消などは免疫力の低下を防ぐので、万が一感染したときに重症化リスクを低減する可能性があります。

また繰り返しになりますが、肺トレ②の腹式呼吸は、副交感神経を優位にして免疫力を高める効果が期待できるので、日々の生活に取り入れるようにしましょう。

そして最も大事なことは、もともと病気がある人は治療を継続することです。基礎疾患の治療をすることで感染したときの重症化リスクを減らせます。たとえば喘息についてはしっかり治療して症状が安定していれば、序章で述べたように、重症化リスクをそれほど恐れる必要はないというデータもあります。

肺の病気がない人も、加齢による肺の機能低下が心配なら、本書の肺トレを行って、肺を老化させないようにしましょう。肺トレを継続することで、肺の機能が向上してくる可能性もあります。

そして喫煙している人は、これを機会に是非禁煙にチャレンジしましょう。重症化リスクのある人には、喫煙者も入っています。大人数での飲み会が自粛が要請されている今こそチャンスです。**肺の不安を取り除きつつ、感染対策をしっかりして、みんなでウィズコロナの時代を乗り切りましょう。**

あとがき

私が専門としている呼吸器内科は、皮肉にも新型コロナウイルスの蔓延によって注目されることになりました。

ウイルスや細菌による感染症は、呼吸器から肺へと侵入し、最悪の場合、肺炎を引き起こします。

新型コロナウイルス感染症も肺炎を起こす確率が比較的高い病気です。高齢者や持病（基礎疾患）のある人は死亡リスクが高いことが知られています。

また肺炎を起こす病気は、新型コロナウイルス感染症に限りません。これから流行が懸念されるインフルエンザも、ウイルス感染し、肺炎を起こすと死亡する危険性が高まります。

さらに高齢者の場合は、嚥下機能の低下によって起こる誤嚥性肺炎も注意しなくてはなりません。

大切なのはこうした感染症による肺炎を予防するための感染対策と、可能な限り肺の老化を抑えることであるといってよいでしょう。本書で述べてきたように、生活習慣の改善によって、肺の機能は若返らせることも可能です。

本書では肺の専門家の1人でもある私が、現在知りうる肺の若返り情報をできる限りお伝えできたと自負しています。

コロナ禍とインフルエンザ流行の季節に突入した今、肺という臓器を強くしたいと思っている方は、できることからぜひ実践していただきたいと思います。

このあとがきを書いている11月時点で、日本において新型コロナウイルスは、パンデミック（感染爆発）は避けられたものの、まだ終息していません。終息に向けて期待されているワクチンもまだ実用化されていないので、高齢者や持病のある人はもちろん、これらの人に感染させないように、若い世代の人たちも感染対策を怠らないようにしてほしいと思います。

宮崎雅樹

参考論文・ウェブサイトリスト

序章

P4　日本人の死亡原因
厚生労働省のウェブサイト
平成30年（2018）人口動態統計月報年計(概数）の概況

P4　細菌性肺炎
日本感染症学会のウェブサイト
21　細菌性肺炎（bacterial pneumonia）

P4　ウイルス性肺炎
日本呼吸器学会のウェブサイト
A-11　感染性呼吸器疾患 ウイルス性肺炎（サイトメガロウイルス肺炎、インフルエンザ、MERSなど）

P7　COVID-19に対する薬物治療の考え方 第4版（2020年5月28日）
日本感染症学会のウェブサイト

P7　気管支喘息患者が新型コロナウイルスに感染しにくい可能性を示唆
国立成育医療研究センターのウェブサイト
トップ > プレスリリース > 2020 > 新型コロナウイルス感染者では気管支喘息の基礎疾患保有率が有意に少ない?アレルギー患者では、新型コロナウイルスが上皮細胞への侵入に用いる受容体の発現が低下している可能性

P8　サイトカインストーム
自然免疫応用技研株式会社のウェブサイト
免疫について（5）新型コロナウイルスとサイトカインストーム

肺トレのやり方

P18　口すぼめ呼吸
大阪刀根山医療センターのウェブサイト
『慢性の呼吸器疾患患者さまへの理学療法2008_3版』独立行政法人国立病院機構刀根山病院 リハビリテーション科

日本ベーリンガーインゲルハイムのウェブサイト
COPD-jp.com
TOP > 口すぼめ呼吸

P20　腹式呼吸
大阪刀根山医療センターのウェブサイト
『慢性の呼吸器疾患患者さまへの理学療法2008_3版』独立行政法人国立病院機構刀根山病院 リハビリテーション科

P22　スクワット
ウェブサイト MEROS
TOP > トレーニング > 筋トレの王道「スクワット」を徹底解説。トレーニング効果・鍛えられる部位・正しい姿勢とやり方・回数の目安

P24　イスを使ったスクワット
YouTube kitasuporen イスを使ってのスクワット

P25　ひざ伸ばし運動
県民健康プラザ健康増進センター（鹿児島県）のウェブサイト
お家でできるイスを使ったらくらく体操

P26　足あげ運動
P27　ペットボトル運動
日本ベーリンガーインゲルハイムのウェブサイト
COPD-jp.com
TOP > 家の中でできる呼吸リハビリテーション

P30　ベロトレ
リハプランのウェブサイト
TOP > リハビリのコラム> 効果的な口腔体操の方法

第1章

P33　ECMO（エクモ）
日本体外循環技術医学会のウェブサイト
エクモ(ECMO)とは extracorporeal membrane oxygenation「体外式膜型人工肺」

P34　肺はどこにあるのか？
国立がん研究センター　がん情報サービスのウェブサイト
HOME > それぞれのがんの解説 > 肺がん　基礎知識

P36　肺の機能はガス交換だけではない
在上海日本国総領事館のウェブサイト
大気汚染と健康管理（2）.pdf

P38　気管支と肺
P40 ブドウの房の連なりに見える肺胞
中外製薬のウェブサイト
ホーム > 患者さん・一般の皆さま > からだとくすりのはなし > からだのしくみ > 肺

P41　肺胞と肺動脈・肺静脈
ウェブサイトQLIFE
QLife > 家庭の医学からだのしくみを調べる > 呼吸器系

P42　肺胞がガス交換するしくみ
小林製薬のウェブサイト 清肺湯Navi
TOP > 呼吸器(肺)のお話 > 肺の構造・機能

P45　呼吸のしくみ
中外製薬のウェブサイト
ホーム > 患者さん・一般の皆さま > からだとくすりのはなし > からだのしくみ > 肺

P46　拘束性換気障害
ウェブサイト看護roo!
現場で使える看護知識 > 看護のための病気のなぜ > 慢性閉塞性肺疾患（COPD）に関するQ&A

P47　換気障害の図解
Rehatora（理学療法士のウェブサイト）
慢性閉塞性肺疾患（COPD）のリハビリ治療【ガイドライン参考】

第3章

P79　ADLの定義
総合南東北病院のウェブサイト
新しい医療用語　ADL能力

P83　肺の病気と喫煙
ファイザーのウェブサイト　すぐ禁煙.JP
すぐ禁煙.jpトップへ > STEP1 タバコの害について学ぶ > タバコはさまざまな病気の原因に > 肺がん―タバコで発症リスクが高まります

すぐ禁煙.jpトップへ > STEP1 タバコの害について学ぶ > タバコはさまざまな病気の原因に> COPD―主な原因はタバコの煙です

P82　喫煙指数
日本医師会のウェブサイト　健康の森
喫煙指数

P86　日本人の喫煙率の推移
ウェブサイト厚生労働省の最新たばこ情報
Top > 統計情報 > 成人喫煙率(JT全国喫煙者率調査)

P88　新型タバコについて
武田薬報web
ホーム > 特集 > 新型タバコだから大丈夫?～基礎知識編

P90　禁煙外来について
ファイザーのウェブサイト　すぐ禁煙.JP
すぐ禁煙.jpトップへ > 禁煙外来について学ぶ > 禁煙治療のスケジュールは?

P94　口呼吸と鼻呼吸
お客様とソニー損保のコミュニケーションサイト
HOME > 保険なるほど知恵袋 > 健康のススメ > 口呼吸にはデメリットがたくさん! > 鼻呼吸を習慣化する方法

P96　誤嚥性肺炎の原因
厚生労働省 生活習慣病予防のための健康情報サイト
e-ヘルスネット > 情報提供 > 健康用語辞典 > 歯・口腔の健康 > 誤嚥性肺炎

P97　口腔ケアについて
P98　唾液線マッサージ
厚生労働省 生活習慣病予防のための健康情報サイ
e-ヘルスネット > 情報提供 > 歯・口腔の健康 > 高齢者への対応 > 要介護高齢者の口腔ケア

P101　口腔ケアでインフルエンザの感染を抑える
神奈川県医師会　オーラルヘルスライン
ホーム > 歯とお口の基礎知識 > 適切な歯みがきと口腔ケアで インフルエンザを予防しましょう

P48　拘束性換気障害
ウェブサイト看護roo!
用語辞典 > 呼吸器 > 間質性肺炎

第2章

P50～51　肺がん
日本呼吸器学会のウェブサイト
HOME > トップ > 呼吸器の病気 > 腫瘍性肺疾患 > 肺がん

P52～53　がん治療中の食事とリハビリ
国立がん情報センター がん情報サービスのウェブサイト
HOME > 診断・治療 > リハビリテーション > がんの療養とリハビリテーション

P55～59　COPD(慢性閉塞性肺疾患)
日本呼吸器学会のウェブサイト
HOME > トップ > 呼吸器の病気 > 気道閉塞性疾患 > 慢性閉塞性肺疾患(COPD)

P57　正常な肺とCOPDの肺
環境再生保全機構のウェブサイト
機構ホーム> 大気環境・ぜん息などの情報館> ぜん息などの情報館> 慢性閉塞性肺疾患(COPD)基礎知識> COPDの基礎知識とセルフマネジメント> COPD

P60～64　間質性肺炎
日本呼吸器学会のウェブサイト
HOME > トップ > 呼吸器の病気 > 間質性肺疾患 > 特発性間質性肺炎

P63　間質性肺炎の進行図
ウェブサイト、メディカルノート
トップ > 病気を調べる > 胸部から調べる > 肺から調べる > 間質性肺炎 > 間質性肺炎とは

P65～69　喘息
日本呼吸器学会のウェブサイト
HOME > トップ > 呼吸器の病気 > アレルギー性肺疾患 > 気管支ぜんそく

P70　結核
日本呼吸器学会のウェブサイト
HOME > トップ > 呼吸器の病気 > 感染性呼吸器疾患 > 肺結核

P71　気胸
日本呼吸器学会のウェブサイト
HOME > トップ > 呼吸器の病気 > 胸膜疾患 > 気胸

P72～75　誤嚥性肺炎
日本呼吸器学会のウェブサイト
HOME > トップ > 呼吸器の病気 > 感染性呼吸器疾患 > 誤嚥性肺炎

P76　エコノミークラス症候群(肺血栓塞栓症)
日本呼吸器学会のウェブサイト
HOME > トップ > 呼吸器の病気 > 肺血管性病変 > 肺血栓塞栓症

第5章

P126 呼吸リハビリテーションとは
結核予防会　結核研究所のウェブサイト
教育の頁　呼吸リハビリテーション　千住秀明

P130〜134　口すぼめ呼吸について
日本ベーリンガーインゲルハイムのウェブサイト
COPD-jp.com
TOP > 口すぼめ呼吸

P131　閉塞性肺疾患に関するQ&A
日本呼吸器学会のウェブサイト
HOME > トップ > 災害時の対応について > 閉塞性肺疾患に関するQ&A

P135　腹式呼吸と自律神経
論文『腹式呼吸が自律神経機能に与える影響ー臥位安静時の自律神経機能との関連ー』　坂木佳寿美(東京女子医科大学 衛生学・公衆衛生学教室)

P137　腹式呼吸のやり方
日本医師会ホームページ　休日の過ごし方　応用編　腹式呼吸のやり方

P140〜143　運動について
長寿科学振興財団のウェブサイト　健康長寿ネット
トップページ > 高齢者の病気 > リハビリテーション > 慢性呼吸不全のリハビリテーション

P140　フレイルについて
長寿科学振興財団のウェブサイト　健康長寿ネット
トップページ > 高齢者の病気 > フレイル(虚弱) > フレイルとは

P142　腹部錘負荷法
論文『外来呼吸リハビリテーションプログラムの長期効果』　安藤守秀ほか

P143　座ったままできる運動
日本ベーリンガーインゲルハイムのウェブサイト
COPD-jp.com
TOP > 口すぼめ呼吸 > 家の中でできる呼吸リハビリテーション

P144　大腿四頭筋について
総合呼吸リハビリテーション研究会のウェブサイト
2014年3月12日 大腿四頭筋と呼吸の関係

P145　大腿四頭筋とADL(日常生活動作)
論文『急性呼吸不全患者における大腿四頭筋厚と日常生活動作の関連性』　善田 督史ほか

P146　ロコモティブ・シンドローム
日本老年医学会のウェブサイト
総説　ロコモティブシンドローム(運動器症候群)　中村耕三

第4章

P104〜117　COPDの食事に関して
テルモのウェブサイト
一般のお客様向け情報トップ > 健康ガイド食事・栄養について > COPD(慢性閉塞性肺疾患)の方向け栄養情報

P106　呼吸商について
ウェブサイト路地裏の栄養学(管理栄養士ツカサ)

P108　たんぱく質の推奨量
厚生労働省のウェブサイト
ホーム > 政策について > 審議会・研究会等 > 健康局が実施する検討会等 >「日本人の食事摂取基準(2020年版)」策定検討会 >「日本人の食事摂取基準(2020年版)」策定検討会報告書 Ⅱ各論 1エネルギー・栄養素　たんぱく質

P110〜113　少量で脂質を多く含む食事を
KKR高松病院のウェブサイト
高松病院トップページへ > インフォメーション > 粟井医師の記事が日経メディカルに掲載されました! > 第3回COPD患者の栄養管理(KKR高松病院総合内科医長 新井一哉)

P113　魚油(DHA)で動脈硬化を予防
滋賀医科大学アジア疫学研究センターのウェブサイト
ホーム > 新着情報・トピックス　研究　2018年10月29日　滋賀動脈硬化疫学研究(SESSA)魚由来の n-3 系多価不飽和脂肪酸である DHA(ドコサヘキサエン酸)は心臓血管の潜在性動脈硬化を予防する可能性

P115　魚油(EPA)で中性脂肪を下げる
大正製薬のウェブサイト
トップページ > エパデールT > 毎日の健康生活コラム > EPAで中性脂肪が減らせる?おすすめ魚レシピ

P114〜117　ガスのたまる食品を避ける、1日のリズムをつくる
日本ベーリンガーインゲルハイムのウェブサイト
COPD-jp.com
TOP > 食事の工夫

P120　カプサイシンと嚥下反射
薬事日報のウェブサイト
HOME > 新薬・新製品情報　健康食品として初の製品化 - 誤嚥の改善にカプサイシンが有用　山田養蜂場

P122　ミントの香りで誤嚥を防ぐ
NHKのウェブサイト
トップ > NHK健康トップ > 病気・健康 Q&A > ミントの香りは効果がある?

P169　マスクと熱中症について
高齢労働省のウェブサイト
R020525①事務連絡：熱中症対策について_200521

P170　うがいの感染予防効果
京都大学環境安全保健機構 健康管理部門/健康科学センターのウェブサイト
水うがいで風邪発症が4割減少　世界初の無作為化試験で実証

P171　線毛について
富士薬局のウェブサイト　ゆたか倶楽部
こまめに水分補給をする

P172　換気のすすめ
厚生労働省のウェブサイト
〜商業施設等の管理権原者の皆さまへ〜「換気の悪い密閉空間」を改善するための換気の方法

P173　窓をこまめに開ける
ウェブサイト　ひょうご病理ネットワーク　いむ〜の（immuuno）
『新型コロナウイルス感染を防ぐ換気法に対する私見』伊藤智雄（神戸大学医学部附属病院病理診断科）

P174　免疫力の低下とは
大塚製薬ホームページ　乳酸菌B240研究所
免疫力が下がる原因　免疫力低下の原因

P174　睡眠と入浴
総合南東北病院のウェブサイト
〜ホームクリニック〜免疫力を上げよう！

P178　医療機関の感染対策
日本環境感染学会のウェブサイト
『医療機関における新型コロナウイルス感染症への対応ガイド　第3版』

P182　インフルエンザワクチンについて
感染症情報センターのウェブサイト
疾患別情報 > パンデミック（H1N1）2009 > Q&A
厚生労働省のウェブサイト
健康 > 感染症情報 > インフルエンザ

P183　予防接種と死亡率
ウェブサイト、日経Goodayより
TOP > 医療・予防　> トピックス　> インフルエンザ予防接種がコロナの重症化リスク減少に関係

P152　足あげ運動とペットボトル運動
日本ベーリンガーインゲルハイムのウェブサイト
COPD-jp.com
TOP > 口すぼめ呼吸 > 家の中でできる呼吸リハビリテーション

P147　新型コロナウイルスに感染した医師の手記
NHKのウェブサイト　NEWSWEB
【手記全文】大規模な院内感染 経験した医師ら3人が語ったこと　2020年7月1日

P152〜154　誤嚥性肺炎の予防
オムロンのウェブサイト
トップ > 健康コラム・レシピ > 健康コラム > はじめよう！ヘルシーライフ > 嚥下障害の予防は日常のトレーニングで

終章

P159　ウイルスの生存期間
ウェブサイトBBC NEWS JAPAN　2020年3月18日
【解説】新型コロナウイルス、表面でどれくらい生きられる？

P160　殺菌、除菌、滅菌、抗菌
富士フィルムのウェブサイト
TOP除菌あれこれコラム > 「除菌」「抗菌」「殺菌」とは？違いをわかりやすく解説

P162　感染対策と手洗い
サラヤのウェブサイト　サラヤ業務用製品情報
Home > 感染と予防 > 感染対策で手洗いが基本なワケ

P163　正しい手の洗い方
厚生労働省のウェブサイト
感染症対策へのご協力をお願いします！手洗い

P165　石けん洗いと水洗い
ウェブサイト　リスク対策.com
HOME > 誌面情報 vol51　手洗いの基礎　アルコール洗浄だけでいいと思っていませんか？

P167　マスク着用について
ウェブサイト　WHOとは　WHO最新ニュース2020年6月10日
TOP > WHO、マスク着用の指針を変更

P169　マスクでインフルエンザを予防
ウェブサイト　勤務医ニュース
インフルエンザとマスクの着用　三重野寛（JR広島病院）

P169　マスクの正しいつけ方
メディコムジャパンのウェブサイト
トップ > 感染管理情報, 一般向け, 医療従事者向け > 正しいマスクの着用方法

宮崎雅樹（みやざき・まさき）

2006年群馬大学医学部卒業後、済生会宇都宮病院初期臨床研修医として勤務。2008年慶応義塾大学病院内科学教室入局。2010年慶応義塾大学病院呼吸器内科助教などを経て、2016年、東京・北品川にみやざきRCクリニックを開院。日本呼吸器学会呼吸器専門医。テレビ朝日『林修の今でしょ！講座』、NHK『チコちゃんに叱られる！』などメディア出演も多数。わかりやすい解説に定評がある。

長生きしたけりゃ肺を鍛えなさい

2020年12月11日　初版第1刷発行

著　者　宮崎雅樹
発行者　澤井聖一
発行所　株式会社エクスナレッジ
〒106-0032 東京都港区六本木7-2-26
https://www.xknowledge.co.jp/

問合先　編集 TEL.03-3403-6796
FAX.03-3403-0582
info@xknowledge.co.jp
販売 TEL.03-3403-1321
FAX.03-3403-1829